Träume in der Kognitiven Verhaltenstherapie

Reinhard Pietrowsky

Träume in der Kognitiven Verhaltenstherapie

Ein Praxisleitfaden

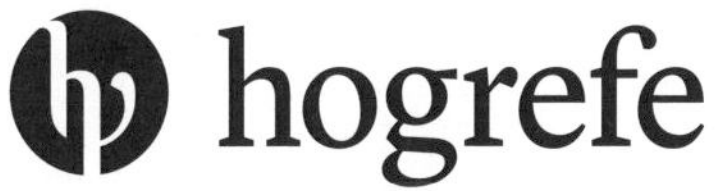

Prof. Dr. Reinhard Pietrowsky, geb. 1957. 1978–1985 Studium der Psychologie in Tübingen. 1986–1990 Wissenschaftlicher Mitarbeiter am Physiologischen Institut der Universität Ulm. 1990 Promotion. 1990–1992 Wissenschaftlicher Mitarbeiter in der Abteilung für Physiologische Psychologie der Universität Bamberg. 1992–1997 Wissenschaftlicher Mitarbeiter in der Abteilung für Neuroendokrinologie der Medizinischen Universität zu Lübeck. 1996 Habilitation. 1999 Approbation als Psychologischer Psychotherapeut (Verhaltenstherapie). Seit 1997 Professor für Klinische Psychologie an der Heinrich-Heine-Universität Düsseldorf. Arbeitsschwerpunkte: Schlaf- und Essstörungen.

Bibliografische Information der Deutschen Nationalbibliothek
Die Deutsche Nationalbibliothek verzeichnet diese Publikation in der Deutschen Nationalbibliografie; detaillierte bibliografische Daten sind im Internet über http://dnb.dnb.de abrufbar.

Hogrefe Verlag GmbH & Co. KG
Merkelstraße 3
37085 Göttingen
Deutschland
Tel. +49 551 999 50 0
Fax +49 551 999 50 111
info@hogrefe.de
www.hogrefe.de

Umschlagabbildung: © iStock.com by Getty Images / fcscafeine
Satz: Sabine Rosenfeldt, Hogrefe Verlag GmbH & Co. KG, Göttingen
Druck: AZ Druck und Datentechnik, Kempten
Printed in Germany
Auf säurefreiem Papier gedruckt

1. Auflage 2021

(E-Book-ISBN [PDF] 978-3-8409-2919-9; E-Book-ISBN [EPUB] 978-3-8444-2919-0)
ISBN 978-3-8017-2919-6
https://doi.org/10.1026/02919-000

Inhaltsverzeichnis

CD-ROM

Die CD-ROM enthält PDF-Dateien aller Materialien, die bei der Durchführung der Interventionen verwendet werden können. Die PDF-Dateien können mit dem Programm Acrobat® Reader (eine kostenlose Version ist unter www.adobe.com/products/acrobat erhältlich) gelesen und ausgedruckt werden.

1 Einleitung

Die psychotherapeutische Arbeit mit Träumen kann ungemein spannend, anregend und kreativ sein und zu einem echten Gewinn und zu einer Bereicherung der Therapie in vielerlei Hinsicht führen. Insofern ist es schade, dass in der Kognitiven Verhaltenstherapie (KVT) bislang wenig bis kaum mit Träumen gearbeitet wurde (zumindest im deutschsprachigen Raum). Woran kann das liegen?

Die Arbeit mit Träumen spielt in der KVT bislang keine besonders große Rolle. Das hat verschiedene Ursachen. Zum einen liegt das daran, dass die Arbeit mit Träumen ein wesentliches Element der Psychoanalyse ist, hier vor allem im Sinne einer Traumdeutung (Freud, 1900/1991). In bewusster Abgrenzung zur Psychoanalyse und mit Berufung auf ihre empirische Basis hat sich die Verhaltenstherapie (VT) daher nicht mit den (spekulativen) intrapsychischen Konflikten und daher auch nicht mit der Traumdeutung befasst.

Auch die Erweiterung der VT um die Kognitive Therapie führte nicht zu einer wesentlichen therapeutischen Beschäftigung mit Träumen, auch wenn ein wesentlicher Begründer der Kognitiven Therapie, Aaron Beck, in der Arbeit mit Träumen eine Möglichkeit sah, auf die von ihm für wesentlich erachteten Schemata und kognitiven Verzerrungen zu schließen (Beck, 1971). Die Arbeit mit Träumen galt daher traditionell in der KVT als anrüchig und wurde vor allem mit der Deutung von Trauminhalten und Traumsymbolen in Verbindung gebracht, die nicht den Grundprinzipien der KVT entsprach (Margraf, 2018). Damit wurden leider auch die Möglichkeiten und Chancen nicht gesehen, die die Arbeit mit Träumen bringen kann und die im Folgenden in diesem Buch vorgestellt werden sollen.

Ein weiterer Grund für die Vernachlässigung der Arbeit mit Träumen in der KVT liegt vermutlich in der fehlenden theoretischen und konzeptuellen Beschäftigung mit Träumen in der KVT. Im Gegensatz zur Psychoanalyse, in der sehr elaborierte Modelle und Konzepte zur Funktion von Träumen und dem therapeutischen Umgang mit ihnen vorliegen (Freud, 1900/1991; Jung, 1979) und auch der Gestalttherapie, in der die Arbeit mit Träumen ebenfalls ein wesentliches Element darstellt und als Weg zur Identifikation entfremdeter Anteile der Persönlichkeit angesehen wird, gibt es kein differenziertes Verständnis der Funktion von Träumen in der KVT. Obwohl der Ansatz von Beck (1971) hier eine Möglichkeit zu einer weiteren Ausarbeitung geboten hätte, ist dies leider nicht in nennenswertem Umfang erfolgt. Die Entwicklungen der wissenschaftlichen Traumforschung der letzten 20 Jahre, die zeigen konnten, dass Träume eine wesentliche Funktion zur emotionalen Regulation, Handlungsplanung, Bewältigung von aversiven Situationen und psychischen Problemlösung haben, hat hier die Grundlage für eine für die KVT „passende" theoretische Fundierung für die Arbeit mit Träumen gelegt, die aber in immer noch unzureichendem Maße in der alltäglichen KVT-Praxis umgesetzt und genutzt wird.

Ein letzter Grund für die mangelnde Beschäftigung mit Träumen in der KVT liegt darin, dass es bis vor einigen Jahren kaum therapeutische Konzepte und Modelle zur Arbeit mit Träumen in der KVT gab. In den USA wurden ab den 1990er Jahren entsprechende Konzepte erarbeitet (z. B. Hill, 1996, Freeman & White, 2002). Im deutschen Sprachraum aber fehlen diese bislang bis auf wenige, aber zur psychotherapeutischen Arbeit nur ansatzweise ausgearbeitete Ansätze, etwa von Schredl (2012), fast vollständig. Hier soll das vorliegende Buch eine Abhilfe schaffen, indem es die relativ elaborierten therapeutischen Konzepte, vor allem von Hill, für den deutschen Sprachraum vorstellt und zur praktischen Anwendung beschreibt.

Viele Patienten berichten in der Therapie Träume, die sie belasten, die sie aufschlussreich finden oder die sie gern mit ihren Therapeuten oder Therapeutinnen besprechen möchten. Oft fühlen sich Verhaltenstherapeuten dafür aber nicht gerüstet, wie sie mit den geschilderten Träumen umgehen sollen. Sollen sie diese deuten? Sollen sie einen Bezug zum Leben der Patienten herstellen? Oder die Träume für die aktuelle therapeutische Intervention nutzen? Und wenn ja, wie? Aus Mangel an Wissen und Möglichkeiten für die Arbeit mit Träumen wird das häufig schnell abgetan, man geht zu einer anderen Intervention, die einem vertraut ist, über und verzichtet damit auf sehr hilfreiche und erfolgversprechende Interventionen, die sich aus der Arbeit mit Träumen, auch und gerade in der KVT, ergeben können. Das Anliegen des vorliegenden Buches ist es, Anregungen zu geben, wann und wie mit Träumen der Patienten gearbeitet werden kann und entsprechende Methoden und Techniken vorzustellen, um Träume für die verhaltenstherapeutische Arbeit zu nutzen. Dabei kann die Arbeit mit Träumen wesentlich zur Diagnostik, zur Verbesserung der therapeutischen Beziehung, zur Einsichtsgewinnung und zur Ableitung und Unterstützung verhaltenstherapeutischer Interventionen beitragen.

Im Folgenden wird der Begriff der „Arbeit mit Träumen" verwendet, auch wenn der Begriff „Traumarbeit" kürzer und prägnanter ist. Jedoch meint „Traumarbeit" in der psychoanalytischen Begrifflichkeit einen Prozess, in dem während des Träumens aus dem manifesten Trauminhalt ein latenter Trauminhalt generiert wird, der dann dem Träumer zugänglich ist. Um hier eine Begriffsverwirrung zu vermeiden, meint „Arbeit mit Träumen" hier die verhaltenstherapeutische Arbeit mit den Träumen der Patienten.

2 Vom Nutzen der Arbeit mit Träumen in der KVT

„Träume sind die Darstellung des psychischen Erlebens mit Mitteln der Kunst.“

Welchen zusätzlichen Beitrag, welchen Nutzen kann die Arbeit mit Träumen in der KVT bringen? Die meisten Menschen können sich, zumindest gelegentlich, an ihre Träume erinnern. Diese Traumerinnerungen sind oft rätselhaft, unerklärlich, bizarr und fast immer emotional. Sie können die Träumenden verwirren, verunsichern, aber auch zu hilfreichen Einsichten führen. Daher ist es naheliegend, diese persönlichen Erlebnisse in die Therapie miteinzubeziehen. Umso mehr, da Träume aus dem psychischen Erleben der Träumenden entstehen. Sie sind genauso ein Ausdruck des psychischen Erlebens einer Person wie das Erleben und Verhalten im Wachzustand und spiegeln die Gefühle, Ängste, Befürchtungen und damit die kognitiven Schemata der Träumenden wider. Zwar treten in Träumen auch Ereignisse aus dem Wachleben auf, sodass Träume in gewisser Weise eine Fortsetzung des Wachlebens sind (Kontiuitätshypothese, Domhoff, 1996). Jedoch sind Träume keine reine und vor allem keine ausschließliche Wiederholung des im Wachen erlebten (Schredl & Hofmann, 2003). Vielmehr bilden Träume in weitaus stärkerem Maß das emotionale Erleben ab, wobei Tagesereignisse häufig nur der Anlass sind, durch die zugrunde liegende kognitive und emotionale Schemata getriggert werden. Träume können daher ein wichtiges Medium sein, um kognitive und emotionale Prozesse zugänglich zu machen.

In diesem Zusammenhang ist auch bemerkenswert, dass Träume überwiegend negative Inhalte haben, emotional negativ gefärbt sind. Somit findet in Träumen häufig eine Auseinandersetzung mit aversiv getönten Situationen und Inhalten statt, was auch durch aktuelle Theorien zur Funktion von Träumen nahegelegt wird (z. B. Revonsuo, 2000; Valli & Revonsuo, 2009; vgl. Kapitel 3.3). Im Gegensatz zum Wachleben, in dem überwiegend ein analytischer, logischer und kreativ-konvergenter Zugang und Umgang mit Emotionen und Kognitionen besteht (entsprechend einem sekundärprozesshaftem Denken), sind Träume eher durch präattentive, holistische, bildhafte und kreativ-divergente Prozesse gekennzeichnet (und entsprechen dem primärprozesshaften Denken), wie es auch etwa unter Hypnose oder in psychotischem Erleben auftritt. Da primär- und sekundärprozesshaftes Denken und Empfinden sich nicht ausschließen, sondern ergänzen, kann auch die Arbeit mit Träumen als eine Ergänzung der logisch-analytischen Therapiearbeit gesehen werden, genauso wenig, wie sich Fantasie und Vernunft ausschließen. Durch Träume ist es somit möglich, einen Zugang zu verhaltensbestimmenden Schemata und Emotionen zu bekommen, die sich anderweitig durch analytisch-logischen Herangehensweise nicht oder nur schwer erschließen lassen würden.

Träume stellen somit ein Abbild des gesamten psychischen Erlebens des Träumenden dar, das aber in mehrfacher Hinsicht vom psychischen Erleben im Wachzustand verschieden ist. Die Dominanz negativer Emotionen und aversiver Situationen weist auf eine Auseinandersetzung und eine Exposition an diese Gefühle und Situationen hin, mit dem vermeintlichen Zweck, Bewältigungsstrategien zu entwickeln. Es gibt die Annahme, dass diese Bewältigungsstrategien in Träumen ungestörter ausprobiert werden können als im Wachleben. Da die Träume einer Person derselben Psyche entstammen wie das Wachleben, können wir davon ausgehen, dass grundlegende kognitive Schemata, die im Wachleben aktiv sind, auch unsere Träume bestimmen. Träume können daher als ein weniger kontrollierter Ausdruck kognitiver und emotionaler Schemata angesehen werden. Träume werden sehr häufig als kreativ, künstlerisch oder bizarr erlebt, in der Weise, dass an sich triviale oder alltägliche Ereignisse und Erlebnisse in einer sehr verfremdeten Art und Weise dargestellt sind. Dieses kreative Element der Träume stellt zum einen eine wichtige Ressource der Person dar, die es wert ist, im psychotherapeutischen Prozess betont und positiv hervorgehoben zu werden. Zum anderen verweist sie auf die intrapsychische Verknüpfung von Gedanken und Problemen aus dem Wachleben in einer kreativ-assoziativen Weise, sodass Bezüge dieser Gedanken und Probleme aus dem Wachleben erkannt werden, die möglicherweise einer logisch-analytischen Herangehensweise weniger zugänglich sind. An dieser Stelle sei auch erwähnt, dass die seinerzeit sehr populäre Hypothese, dass Träume gar nichts mit dem Leben und Erleben der träumenden Person zu tun haben, sondern nur ein Epiphänomen bestimmter neuronaler Aktivierungsmuster darstellen (Hobson & McCarley, 1977) nicht mehr ernsthaft vertreten wird. Somit gilt als zentrale Grundlage für die Rolle von Träumen in der Psychotherapie, dass Sie einen klaren Zusammenhang mit der Erlebniswelt des Träumenden haben und Träume somit ein Ausdruck der Psyche einer Person sind.

Merke

Zusammengefasst kann festgehalten werden, dass Träume sich in folgenden Merkmalen vom Wachleben unterscheiden, wobei wichtig ist, dass sich beides, Träume und Wachleben, auf die gemeinsame psychische Struktur derselben Person bezieht und aus dieser entspringen:

1. Träume bilden häufig die Auseinandersetzung mit negativen Emotionen oder belastenden Situationen ab;

2. In Träumen zeigen sich die emotionalen und kognitiven Schemata einer Person in bildhaft-kreativer Weise;
3. Träume sind ein „künstlerisch" verfremdetes Abbild innerpsychischer Prozesse in einer eher verbindenden statt ausschließenden Logik.

Wie lässt sich dieses Wissen für die psychotherapeutische Arbeit mit Träumen nutzen? Da Träume als Auseinandersetzung mit Problemen oder aversiven Situationen angesehen werden, kann aus den Trauminhalten auf jene Bereiche einer Person geschlossen werden, die für diese Person problematisch, emotional negativ besetzt oder als schwer bewältigbar angesehen werden. Somit kann die Arbeit mit Träumen zur *Diagnostik* genutzt werden. Zugleich verweisen die in den Träumen erlebten Bewältigungsstrategien (seien sie erfolgreich oder nicht) auf potenzielle Möglichkeiten zum subjektiven Umgang mit diesen belastenden Gefühlen oder Situationen. Somit lassen sich *Handlungsimplikationen* ableiten, die in der KVT aufgegriffen und angewandt werden können. Das zentrale Moment der kognitiven Therapie, die Identifikation automatischer Gedanken, kognitiver Verzerrungen und irrationaler Bewertungen lässt sich durch die Analyse der Erlebens- und Bewertungsprozesse in Träumen fördern, da in Träumen diese emotionalen und kognitiven Prozesse offensichtlicher vorliegen.

Träume werden oft als „unsinnig" erlebt. Menschen äußern manchmal, dass es ihnen völlig unverständlich sei, wie sie so einen „Unsinn" träumen können. Dies verweist auf die kreative Komponente der Träume, durch die Aspekte des Seelenlebens, also Ängste, Probleme oder ungelöste Konflikte, in den Träumen verfremdet werden. Träume sind auch ein Ausdruck der Kreativität, die jedem Menschen innewohnt und die sich in den Träumen Ausdruck verschafft. Neben diagnostischen Zwecken ist es somit auch möglich, durch die Arbeit mit Träumen *ressourcenaktivierend* und -stärkend zu wirken und eine *Offenheit* für neue Erfahrungen und Aspekte des psychischen Erlebens zu bewirken.

Bei der Arbeit mit Träumen in der KVT geht es nicht darum, die bewährte therapeutische Vorgehensweise der KVT zu ersetzen, sondern diese zu bereichern. Die Arbeit mit Träumen kann hilfreich eingesetzt werden, um die therapeutische Beziehung zu fördern. Wenn bereits in der Probatorik mit Träumen gearbeitet wird, schafft dies sehr schnell eine tiefe und sehr vertrauensvolle Beziehung zwischen Patient und Therapeut, da durch das Besprechen von Träumen sehr persönliche und teilweise intime Themen angesprochen werden. Eine wertschätzende und akzeptierende gemeinsame Arbeit an einem Traum stützt und fördert auch dadurch die therapeutische Beziehung, dass die Patienten die Erfahrung machen, dass sie auch über – vermeintlich abstruse oder peinliche – Träume mit ihrer Therapeutin oder ihrem Therapeuten reden können, verstanden werden und Anregungen bekommen.

Die Arbeit mit Träumen kann natürlich nicht die herkömmliche Diagnostik ersetzen. Durch die Exploration von Trauminhalten ist es aber möglich, auf bestimmte problematische Bereiche oder angstbesetze Situationen zu stoßen, die sich durch diagnostische Interviews oder Gespräche nicht ergeben hätten, weil sie den Patienten nicht in dieser Form bewusst waren oder nicht mit klinisch bedeutsamen Symptomen in Verbindung gebracht wurden. Problembereiche, die unterschwellig, aber doch verhaltenswirksam existent sind, können häufig durch die Analyse der in Träumen durchlebten negativen Erlebnisse oder Situationen erkannt werden.

Ein essenzieller Beitrag der Arbeit mit Träumen in der KVT liegt in der Generierung und Erweiterung des Verhaltens- und Handlungsspielraums des Patienten. Das wesentliche Element der KVT, die Problembewältigung, kann durch die Arbeit mit Träumen dadurch profitieren, dass aus den Träumen der Patienten potenzielle Handlungsimplikationen und Verhaltensänderungen abgeleitet werden können, die sich möglicherweise aus der sonstigen verhaltenstherapeutischen Arbeit nicht ergeben hätten. Durch die vermutliche Funktion des Träumens als Ausprobieren neuer Bewältigungsstrategien in einem geschützten Rahmen (dem des Traums) eröffnen sich Handlungsimplikationen, die in dem logisch-kontrollierten Prozessieren des Wachlebens sich nicht ergeben hätten.

Schließlich kann die Arbeit mit Träumen die in der KVT wichtige Ressourcenaktivierung bereichern, indem die Kreativität der Träume und damit der Träumer (die sich auch in negativen oder angstbesetzten Träumen zeigt) betont wird. So finden sich in Träumen häufig Kompetenzen oder Bewältigungsmöglichkeiten, über die die Patienten im Wachleben nicht verfügen. Dass die Patienten dies im Traum können, stellt eine wichtige Ressource dar, die neben ihrer Kreativität auch für die Motivation zur Übertragung ins Wachleben genutzt werden kann und damit in das Ausprobieren neuer Handlungspläne oder Bewältigungsmöglichkeiten münden kann (siehe oben).

Auch wenn die Arbeit mit Träumen vielfältige Erweiterungen und Bereicherungen der KVT bieten kann, setzt sie eine Offenheit der Patienten dafür und ein Interesse an Träumen voraus. Dies ist häufig gegeben, da viele Patienten von sich aus mit Träumen in die Therapie kommen, die sie gern besprechen oder bearbeiten möchten. Es wird nicht möglich sein, mit allen Patienten in gleichem Maß erfolgreich mit Träumen zu arbeiten, da es natürlich auch Menschen gibt, die Träumen ablehnend gegenüberstehen, sie als nicht bedeutsam für sich erachten. Jedoch zeigen die Ergebnisse zahlreicher Studien, dass bei dafür interessierten Patienten die Arbeit mit Träumen bereichernd und zielführend eingesetzt werden kann und die Arbeit mit Träumen als sehr positiv bewertet wird (vgl. Kapitel 9).

Merke

Die Arbeit mit Träumen in der KVT kann zu folgenden Zwecken eingesetzt werden:
1. Zur Verbesserung der therapeutischen Beziehung;
2. Zur Erweiterung oder Vertiefung der Diagnostik;
3. Zur Ressourcenaktivierung;
4. Zur Verbesserung der Therapiemotivation und -mitarbeit;
5. Zur Gewinnung von Einsicht und Handlungsmöglichkeiten;
6. Zur Generierung und Einübung von Handlungsplänen und Verhaltensmöglichkeiten.

3 Traumtheorien und ihre Relevanz für die Arbeit mit Träumen in der KVT

Es gibt zahlreiche und vielfältige Theorien zur Entstehung und Funktion von Träumen, die an dieser Stelle nicht alle dargestellt werden können. Gegenwärtig gibt es keine universell anerkannte Theorie des Träumens, was sicherlich daran liegt, dass das Träumen ein sehr komplexer psychischer Prozess ist, der sich entwicklungsgeschichtlich herausgebildet hat und vermutlich auch nicht nur eine Funktion erfüllt, ebenso wie wahrscheinlich kein einfacher und linearer Zusammenhang zwischen dem Wachleben und dem Träumen besteht. Die unterschiedlichen Traumtheorien beleuchten jeweils bestimmte Aspekte der Trauminhalte und Traumfunktion, von denen vermutlich jeder seine Richtigkeit hat. Im Folgenden sollen solche Theorien zur Entstehung und Funktion von Träumen vorgestellt werden, die für die psychotherapeutische Anwendung von Bedeutung sind.

3.1 Kontinuitätshypothese

Die Kontinuitätshypothese geht davon aus, dass die Trauminhalte eine Fortsetzung des Wachlebens sind, dass sich das Wachleben in irgendeiner Art im Traum widerspiegelt (Domhoff, 1996). Diese Annahme ist in gewisser Weise trivial, weil der Träumende ja dieselbe Person ist wie sie im Wachleben ist und daher Erinnerungen, Gefühle und kognitive Muster der Person aus dem Wachleben auch die Grundlage für die Bilder, Gefühle und Gedanken in Träumen darstellen. Die Kontinuitätshypothese ist daher vor allem historisch in Abgrenzung zur psychoanalytischen Annahme, dass Trauminhalte Ausdruck des Unbewussten sind, zu sehen. Für die Arbeit mit Träumen ist die Kontinuitätshypothese aber grundsätzlich von großer Bedeutung, da aus ihr abgeleitet werden kann, dass psychische Prozesse des Wachlebens auch in Träumen wirken und Träume somit ein Ausdruck der psychischen Befindlichkeit und Konstitution der Person des Träumers sind.

Merke: Kontinuitätshypothese

Die Kontinuitätshypothese muss daher nicht in einer eng gefassten Definition gesehen werden, also dass Träume ein bloßes Abbild des Wachlebens des Träumenden seien, sondern in einer weiteren Definition, dass Trauminhalte letztlich Gefühle, Gedanken und Schemata des Träumenden widerspiegeln, die auch im Wachleben verhaltenswirksam sind. Träume und Trauminhalte sind somit nicht ein unverändertes Abbild des Wachlebens, sondern stellen häufig vollkommen neue Ereignisse und Erfahrungen dar, die der Träumer im Wachzustand nie erlebt hat, ja, die er sich nicht einmal „zu träumen" gewagt hätte; sie greifen aber punktuell auf Ereignisse des Wachlebens zurück und werden durch kognitive und emotionale Schemata der träumenden Person konstituiert.

Dies wird auch gestützt durch den Befund, dass Ereignisse aus dem Wachleben zwar immer wieder in Träumen auftreten, aber bei weitem nicht in dem Umfang, wie sie im Wachleben aufgetreten sind. So konnten Schredl und Hofmann (2003) zeigen, dass häufig ausgeführte Tätigkeiten während des Tages (wie z.B. Lesen oder am Computer arbeiten) signifikant seltener in Träumen auftraten, während andere Tätigkeiten (z.B. Gespräche mit Freunden oder Autofahren) in Träumen deutlich häufiger auftraten als im Wachleben. Ereignisse des Wachlebens können also in Träumen auftreten (wie vermutlich jeder aus eigener Erfahrung) kennt, aber Träume sind bei weitem kein bloßes Abbild des im Wachleben erlebten, sondern stellen kreative und verfremdete „Geschichten" dar, in denen Elemente des Wachlebens aufgegriffen sind und vor allem Gedanken, Gefühle, Ängste und Probleme des wachen Lebens sich ausdrücken.

Für die psychotherapeutische Arbeit mit Träumen ist vor allem letztgenannter Aspekt der Kontinuitätshypothese von Bedeutung. Da davon ausgegangen werden kann, dass grundlegende psychische Prozesse des Wachlebens (kognitive und emotionale Schemata, Ängste, Sorgen und Probleme), die eine Person im Wachleben beschäftigen auch in Träumen zum Ausdruck kommen bzw. die Trauminhalte bestimmen, ist die angenommene Kontinuität zwischen Wachleben und Träumen eine wichtige Grundannahme um Trauminhalte letztlich auf das Wachleben zurückzuführen, welches das Ziel der verhaltenstherapeutischen Intervention ist.

3.2 Komplementärhypothese

Im Gegensatz zur Kontinuitätshypothese nimmt die Komplementärhypothese genau das Gegenteil an.

Merke: Komplementärhypothese

Gemäß der Komplementärhypothese (de Koninck & Koulack, 1975), die auf C.G Jung zurückgeht, drücken sich in Träumen solche Persönlichkeitseigenschaften, Gefühle und auch Handlungen aus, die im Wachleben unterrepräsentiert sind oder verdrängt werden. Träume hätten dieser Hypothese zufolge die Funktion, das, was wir im Wachleben nicht ausleben oder erleben können, erfahrbar zu machen und Belastungen des Wachzustands zu kompensieren. Gestützt wird diese Annahme durch Befunde, dass Träume häufig Wunscherfüllungen darstellen (z. B. sexuelle Erlebnisse, soziale Interaktionen, fliegen können), die wir im Wachleben nicht ausleben können oder Persönlichkeitsaspekte (z. B. durchsetzungsfähiger zu sein oder liebevoller), die im Wachleben, aus was für Gründen auch immer, nicht angemessen umgesetzt werden.

Für die psychotherapeutische Arbeit mit Träumen ergibt sich aus der Komplementärhypothese, dass Träume auf defizitäre Persönlichkeitshinweise oder Handlungskompetenzen verweisen können. Deren Bewusstwerden durch Träume kann Einsicht in die Defizite der Person und ihrer Handlungsmöglichkeiten, aber auch Hinweise für die Bewältigung und erwünschte Überwindung diese Defizite liefern. Insofern ist die Annahme der Komplementärhypothese therapeutisch sehr hilfreich und fruchtbar, da sie auf defizitäre Bereiche verweist, die im Rahmen der KVT gestärkt werden können.

Die Kontinuitätshypothese und die Komplementärhypothese machen somit gegensätzliche Annahmen für die Inhalte von Träumen, sie ergänzend sich aber für die Arbeit mit Träumen in die KVT, da sie somit darauf verweisen, dass Träume Probleme aus dem Wachleben enthalten können wie auch defizitäre Kompetenzen oder Persönlichkeitsmerkmale, was beides genutzt werden kann, um psychotherapeutisch mit Träumen zu arbeiten. Daraus resultieren auch die beiden wichtigen Methoden der Einsichtsgewinnung in Träume: durch Bezüge zum Wachleben und dominanten kognitiven und emotionalen Schemata herzustellen und durch Erkennen defizitärer Persönlichkeitsaspekte und Handlungskompetenzen.

3.3 Träumen als Problemlösung und Simulation bedrohlicher Situationen

Neben den beiden oben genannten Hypothesen, die vor allem Aussagen über den Zusammenhang zwischen Traum- und Wachleben machen, sollen im Folgenden Theorien zur Funktion von Träumen vorgestellt werden, welchen Träume eine wichtige Rolle bei der Verarbeitung von emotionalen Ereignissen und der Bewältigung von belastenden Situationen zuschreiben und die daher für die psychotherapeutische Arbeit mit Träumen ebenfalls von großer Relevanz sind.

Die Mastery-Hypothese (Wright & Koulack, 1987) nimmt an, dass belastende Ereignisse in Träumen auftreten, um besser bewältigt zu werden. Träume hätten demzufolge die Funktion, ein gedankliches Probehandeln zu ermöglichen. Damit kommt den Träumen eine adaptive Funktion zu, um eine mentale Auseinandersetzung mit dem belastenden Ereignis oder Problem zu fördern. Trauminhalte würden somit auf Probleme, Belastungen und Befürchtungen der entsprechenden Person verweisen, allerdings nicht in einem rein reflektorischen Sinn, wie die Kontinuitätshypothese nahelegt. Entsprechend konnte Barrett (2007) zeigen, dass die Träume von Studierenden zumindest teilweise Lösungen ihrer alltäglichen Probleme enthielten.

Spezifischere Ausprägungen dieser Theorie finden sind in Theorien, die annehmen, dass Träume dazu beitragen, das psychische Wohlbefinden und die psychische Gesundheit zu erhalten oder zu fördern. Diese Theorien (z. B. Cartwright, 1991; Garfield, 1991, Hartmann, 1996; Kramer, 2011) gehen davon aus, dass Träume der Problembewältigung dienen und es uns ermöglichen, aktuelle Probleme des Wachlebens zu bewältigen. Träume helfen diesen Annahmen zufolge bei der Gefühlsregulation und reduzieren negative Stimmungszustände, die durch Belastungen aus dem Wachleben entstanden sind, indem sie zu veränderten Bewertungen dieser Ereignisse führen. Gemäß der Theorie von Hartmann (1996) können Träume auch dabei helfen, traumatische Erfahrungen zu bewältigen, indem das traumatische Ereignis im Traum in neue Kontexte integriert wird und dadurch seine Bedrohlichkeit verliert. Gemäß dieser Theorien kann in der psychotherapeutischen Arbeit mit Träumen somit auf erlebte und belastende Ereignisse geschlossen werden und die teilweise in Träumen erfolgten Bewältigungsversuche als Ressourcen des Patienten und Ansätze für Bewältigungsmöglichkeiten im Wachleben aufgegriffen werden.

Unterstützt werden diese Annahmen durch empirische und experimentelle Befunde, die zeigen konnten, dass die Intensität und Qualität der Verarbeitung emotionaler Reize oder Situationen mit der Häufigkeit und den Inhalten nächtlicher Träume assoziiert ist. So wird beispielsweise der Rapid-Eye-Movement-Schlaf (REM-Schlaf), in dem besonders intensiv und lebendig geträumt wird, mit der Konsolidierung von prozeduralen und emotionalen Gedächtnisinhalten in Verbindung gebracht (Plihal & Born, 1997; Wagner, Gais & Born, 2001). Wichtig ist in diesem Kontext auch die „Sleep-to-remember-sleep-to-forget"-Hypothese (Walker, 2009), die davon ausgeht, dass der REM-Schlaf die inhaltlichen Komponenten emotionaler Erinnerungen stärkt, hingegen die emotionale Komponente abschwächt. So trägt der REM-Schlaf dazu bei, emotionale Erinnerungen abzuschwächen und dient letztlich der Gefühlsregulation. Darüber hinaus ist die Menge des REM-Schlafs (und damit auch wahrscheinlich die Menge und Intensität des Träumens) positiv korreliert mit dem Ausmaß des emotionalen Erlebens am Tag zuvor, was nahelegt, dass ein vermehrtes emotionales Erleben mehr REM-Schlaf und mehr Träume zur Verarbeitung dieser emotionalen Erlebnisse induziert (z. B. Landmann, Kuhn, Maier, Spiegelhalder,

Baglioni, Frase et al., 2015). Wichtig ist hierbei, dass die Zunahme des REM-Schlafs durch emotionale Erfahrungen auch zu einer besseren Verarbeitung des emotionalen Erlebens führt, was sich in einer adaptiven und funktionaleren Gestaltung der Emotionen ausdrückt (Landmann et al., 2015). In diesem Sinne nehmen Perlis und Nielsen (1993) an, dass der REM-Schlaf eine angstreduzierende Wirkung hat und wie die Methode der systematischen Desensibilisierung wirkt, indem der reduzierte Muskeltonus während des REM-Schlaf (als Merkmal der angstinkompatiblen Entspannung) an aversive Traumbilder konditioniert wird und es dadurch zu einer reaktiven Hemmung von Angsterleben kommt. Entsprechend führt die REM-Schlaf-Deprivation zu einer Verschlechterung der Furcht-Extinktion, also dem Löschen einer Angstreaktion (Spoormaker, Schroter, Andrade, Dresler, Kiem, Goya-Maldonado. et al., 2012).

Eine andere Gruppe von Theorien betont die hilfreiche Wirkung von Träumen im antizipatorischen Umgang mit belastenden Situationen. Die Threat-Simulation-Theorie von Revonsuo (2000) nimmt an, dass Träume es einem Menschen ermöglichen, Bewältigungsmöglichkeiten für bedrohliche Situationen auszuprobieren und zu üben. Träume würden dabei eine geschützte und virtuelle Umwelt darstellen, in denen bedrohliche Situationen simuliert werden und in denen das Ausprobieren möglich ist, ohne dass beim Misslingen gleich negative Konsequenzen auftreten. Träume stellen somit ein virtuelles Modell der Bedrohungssituationen der Wachheit des Träumers dar. Gestützt wird diese Theorie durch die Beobachtung, dass Träume sehr oft negative oder aversive Themen enthalten, etwa aggressive Akte, Unglück oder negative Emotionen (Domhoff & Schneider, 2008).

Eine Spezifikation der Threat-Simulation-Theorie stellt die Social-Simulation-Theorie (Franklin & Zyphur, 2005) dar, die postuliert, dass Träume vor allem der Bewältigung von sozialen Situationen dienen. Dieser Theorie zufolge erfolgt in Träumen eine Simulation (bedrohlicher oder belastender) sozialer Situationen und Interaktionen. Die Autoren konnten nachweisen, dass Träume sehr häufig soziale Interaktionen beinhalten. Analog zur Threat-Simulation-Theorie sollen Träume somit dem Ausprobieren von Bewältigungsmöglichkeiten für schwierige oder unangenehme soziale Situationen dienen, indem diese in der geschützten Welt des Traums ausprobiert und eingeübt werden können um sie dann in entsprechenden sozialen Situationen des Wachlebens einsetzen zu können (Valli & Revonsuo, 2009). Für die verhaltenstherapeutische Arbeit mit Träumen folgt aus dieser Theorie, dass sich aus den Träumen vor allem als problematisch angesehene soziale Situationen und Interaktionen erschließen lassen, sowie die vom Träumenden selbst im Traum generierten Bewältigungsmechanismen.

Zusammengefasst kann festgehalten werden, dass die verschiedenen Theorien zur Funktion von Träumen und über den Zusammenhang zwischen Träumen und Wachleben, auch wenn sie sich zum Teil widersprechen, wichtige Grundlagen für die psychotherapeutische Arbeit mit Träumen darstellen:

Fazit

Es kann davon ausgegangen werden, dass im Sinne der Kontinuitätshypothesen das psychische Geschehen des Wachlebens sich in Träumen wiederfindet und aus den Trauminhalten daher auf psychisches Erleben im Wachzustand zurückgeschlossen werden kann. Ebenso können Träume Defizite und Wünsche der Person im Wachzustand ausdrücken, was im Sinne zu erarbeitender Kompetenzen gesehen werden kann. Träume sind vor allem mit der Verarbeitung von Emotionen verbunden und vermutlich eine Voraussetzung für eine erfolgreiche Emotionsverarbeitung und Emotionsregulation. Sie stellen somit selbst ein Psychotherapeutikum dar, und können zusätzlich, fachlich adäquat eingesetzt, dem psychotherapeutischen Prozess dienen. Und schließlich können aus der adaptiven Funktion der Träume zur Problemlösung und -bewältigung Ressourcen der Patienten und Ansatzpunkte zur Bewältigung von Problemen und aversiver Situationen abgeleitet werden.

4 Arbeit mit Träumen in der Psychotherapie

Auch wenn das vorliegende Buch die Arbeit mit Träumen in der Kognitiven Verhaltenstherapie beschreibt, sollen hier Ansätze zur Arbeit mit Träumen in der Psychoanalyse und Humanisten Psychologie kurz vorgestellt werden. Dies erfolgt, weil einige der Techniken aus diesen Therapieverfahren auch Eingang in die verhaltenstherapeutische Arbeit mit Träumen gefunden haben (so vor allem bei Hill, 1996) und es für das historische Verständnis der Arbeit mit Träumen in der KVT unerlässlich ist.

4.1 Psychoanalyse

Psychoanalytische Ansätze waren die ersten, die sich mit Träumen im Rahmen der Psychotherapie beschäftigten. Ganz besonders gilt das für die Psychoanalyse Freuds und sein epochales und enorm einflussreiches Werk der Traumdeutung (1900/1991). Traumdeutung meint dabei die Methode der Psychoanalyse mit deren Hilfe der Analytiker den Traum des Patienten deutet, um daraus Rückschlüsse auf unbewusste Prozesse ziehen zu können. Für Freud waren Träume der Königsweg zum Unbewussten. Er ging davon aus, dass sich Inhalte des Unbewussten im Traum zeigen, wobei durch die sogenannte Traumarbeit aus latenten Trauminhalten, die der Zensur der Bewusstseins unterliegen, manifeste Trauminhalte produziert werden, die in gewisser Weise die Zensur bestanden haben. Die Kunst der psychoanalytischen Arbeit mit Träumen liegt nun darin, mithilfe der Traumdeutung wieder diese manifesten Inhalte des Unbewussten aufzudecken. Diese verweisen auf zugrunde liegende Konflikte, die dann in der psychoanalytischen Therapie durch Regression aktiviert und aktualisiert und dadurch gelöst werden. Die Traumarbeit, die unser Geist leistet, um diese latenten Trauminhalte zu produzieren, bedient sich dabei der Techniken der

1. Verdichtung,
2. Verschiebung,
3. Bildersprache.

Mithilfe des freien Assoziierens erfolgt ein Zugang zu den Gedanken und Empfindungen, die hinter dem Traum stehen können und mit ihm assoziiert sind, um so auf das dem Traum angenommenermaßen zugrunde liegende Unbewusste zu schließen, was dann im therapeutischen Prozess der Deutung genutzt wird, um einen Zusammenhang zu der Bedeutung des Traums herzustellen. Der Begriff der Traumdeutung meint also die psychoanalytische Technik der Deutung der Trauminhalte zur Identifikation unbewusster Konflikte und ist deutlich zu unterscheiden von dem der Traumdeutung, wie sie im Altertum betrieben wurde und dazu diente, aus den Träumen individuelles oder kollektives Schicksal vorauszusagen. Der Begriff Traumdeutung wird laienhaft oft reduziert auf die Deutung bestimmter Traumsymbole, was sich als wissenschaftlich nicht haltbar erwiesen hat und letztlich auch nur einen Teilaspekt der deutlich umfassenderen und anspruchsvolleren psychoanalytischen Traumdeutung darstellt.

Im Gegensatz zur Traumdeutung bei Freud, in der die Deutung des Traums den Therapeuten obliegt, löste sich Jung von der Idee, den Traum deuten zu wollen und vollzog damit die Wende hin zu der Auffassung, dass die Interpretation des Traums vor allem nur durch den Träumenden selbst erfolgen kann. Nach seiner Ansicht geht es bei der Arbeit mit Träumen darum, sich mit den Inhalten eines Traums auseinanderzusetzen, um so das Traumerlebnis zu verstärken. Durch diese Verstärkung (Amplifikation) des Traums werden Assoziationen des Traums zur Erlebniswelt des Träumers geschaffen und es soll dadurch die Bedeutung, die der Traum für ihn hat, ersichtlich werden. Nach Jung geht es also nicht darum, Unbewusstes bewusst zu machen, sondern Bewusstes, das der Traum angestoßen hat, zu vertiefen. Jung schreibt den Träumen eine kompensatorische Funktion zu, die dem Ich des Träumenden Sichtweisen aufzeigen, die komplementär zu dominanten Sichtweisen im Wachzustand sind. Jung betont die transparente und kreative Natur der Träume, die als direkter Ausdruck des aktuellen Zustands der Psyche gesehen werden. Der manifeste Trauminhalt ist für ihn keine Fassade eines tieferliegenden unbewussten Trauminhalts, sondern der alleinige und wahre Trauminhalt, weshalb es nicht nötig ist, einen zusätzlichen (unbewussten) latenten Inhalt anzunehmen.

Jung unterschied zwischen objektiver und subjektiver Trauminterpretation. Die objektive Trauminterpretation bezieht sich auf die Traumelemente, die sich auf etwas oder auf jemanden beziehen, das Teil der externen Realität des Träumenden ist (z. B. welche Bedeutung eine im Traum vorgekommene Person für den Träumenden hat). Die subjektive Trauminterpretation bezieht sich hingegen auf diejenigen Traumelemente, die sich auf die Person des Träumers beziehen (z. B. welche Persönlichkeitseigenschaften des Träumenden im Traum zum Ausdruck kamen). In der therapeutischen Arbeit mit Träumen sollten beide Interpretationsarten erfolgen. Diese Aufteilung in objektive und subjektive Trauminterpretation findet sich auch in dem Modell von Hill wieder als zwei basale Mechanismen der Einsichtsgewinnung in Träume (Bezug zum Wachleben und Teile des Selbst; vgl. Kapitel 4.3.1).

4.2 Humanistische Psychologie

In der Humanistischen Psychologie spielt die Erlebnisaktivierung eine zentrale Rolle. Deshalb kommt auch der Arbeit mit Träumen eine große Bedeutung zu, da Träume in diesen therapeutischen Verfahren als ein wichtiges Mittel zur Erlebnisaktivierung betrachtet werden. Vor allem in der Gestalttherapie spielt die therapeutische Arbeit mit Träumen eine zentrale Rolle, weil Träume nach Perls existenzielle Botschaften und Ratschläge an sich selbst enthalten, die aber nicht ohne weiteres erkannt werden können. Alle Teile in einem Traum seien abgespaltene, entfremdete Teilpsychen, und Ausdruck unerfüllter Bedürfnisse, nicht assimilierter Introjekte (Perls, Hefferline & Goodman, 1979). Die Gestalttherapie versteht alle Elemente eines Traums als Teil der Person. Im Rahmen einer Therapie wird der Träumende gebeten, sich alle Elemente des Traums im Hier und Jetzt vorzustellen, indem er den Traum im Präsens wiedergibt und alle Gefühle, Gedanken und Handlungen genau beschreibt. Anschließend soll der Träumende einen Dialog zwischen den verschiedenen Elementen des Traums führen. Auf diesem Wege sollen Beziehungen und Spannungen zwischen den einzelnen Elementen der Persönlichkeit deutlich gemacht werden. Nach Perls erlangen die Träumenden vor allem durch diese Aktualisierung der Trauminhalte Erkenntnis und weniger durch intellektuelle Interpretationen.

Weniger zentral, wenn auch nicht weniger bedeutsam, sind Träume in der Gesprächspsychotherapie. Nach Rogers (1951) sollten Träume als Teil der inneren Welt des Klienten in die Therapie miteinbezogen werden. Beim Träumen bestünde nach Rogers eine Aktualisierungstendenz, d.h., das ständige Streben des Menschen, all seine Möglichkeiten zu erhalten und zu entwickeln und somit das innere Potenzial zu entfalten (was sehr nahe der Ansicht Jungs ist). Diese Aktualisierungstendenz ist nach Rogers auch die Triebfeder der Träume, da sie sich besonders gut im Traum entfalten könne, der frei von Regeln, Werten und Bewertungen sei (Schmid, 1992). Träume tragen somit wesentlich zur Selbstexploration bei und die Beschäftigung mit den eigenen Träumen in der sicheren Situation der Gesprächspsychotherapie fördert Heil- und Lernprozesse durch die Auseinandersetzung mit und die Integration von unterschiedlichen persönlichen Erfahrungen. Die Arbeit mit Träumen soll zum Nachfühlen anregen. Es gibt in der Gesprächspsychotherapie keine richtigen Trauminterpretationen von außen, nur der Klient kann entscheiden, ob er mit der Interpretation etwas anfangen kann oder nicht, ob sie seiner Selbstexploration dienlich ist oder nicht.

Ähnlich wie in der Gestalttherapie findet auch im Psychodrama eine aktive Auseinandersetzung mit verschiedenen Persönlichkeitsanteilen statt, was durch die Arbeit an Träumen produktiv illustriert und befördert werden kann. So kann etwa im Psychodrama ein Traum mit dem Ziel nachgespielt werden, daraus Handlungsmöglichkeiten abzuleiten und zu erproben. Diese Technik eignet sich vor allem für die gruppentherapeutische Arbeit, in der die verschiedenen Gruppenmitglieder unterschiedlich Rollen des Traums spielen. Wenn der Traum durchgespielt wurde, wird nach Möglichkeiten gesucht, die Handlung zu verändern, damit der Traum einen für das Traum-Ich angenehmen Verlauf bekommt (Schredl, 2007). Einige Ansätze der erlebnisaktivierenden und erlebnisaktualisierenden Techniken der Humanistischen Psychologie gingen auch in das Modell der Arbeit mit Träumen nach Hill (1996) und das hier vorgestellte Modell zur Arbeit mit Träumen ein und finden sich vor allem in der erlebnisbasierten Exploration der einzelnen Traumbilder, im Wiedererleben der Gefühle des Traums im Hier und Jetzt der therapeutischen Situation und in der angstfreien Assoziation zu den Traumbildern. Die hohe Bedeutung der erlebnisbasierten Techniken im Modell von Hill (1996) schlägt sich auch darin nieder, dass sie ihren Ansatz als kognitiv-erlebnisbasiert bezeichnet. Ebenso misst ein Fragebogen zur Erfassung der Therapieeffekte, der „Gains from Dream Interpretation“ die Therapieerfolge auf einer Subskala zu erlebnisbasierten Gewinnen (vgl. Kapitel 9).

4.3 Kognitive Verhaltenstherapie

Der erste Entwurf einer kognitiv-verhaltenstherapeutischen Arbeit mit Träumen geht auf Aaron T. Beck (1971) zurück. Auf der Basis seiner früheren, klassischen psychoanalytischen Ausbildung und seiner umfangreichen klinischen Erfahrungen skizzierte er zum ersten Mal ein kognitives Modell für die Arbeit mit Träumen. Beck betrachtete Träume in diesem Modell ursprünglich als „Schnappschuss“ oder „Biopsie“ von psychologischen Prozessen und des Informationsverarbeitungsstils des Klienten. Später definierte er Träume als dramatisierten Ausdruck der kognitiven Triade mit den Komponenten Selbstbild, Weltbild und Zukunftsvorstellungen. Die Traumthemen können nach Beck (1967) einen Hinweis auf beobachtbare Verhaltensmuster enthalten, so können z. B. die Träume depressiver Patienten typische Züge einer depressiven Erkrankung im Wachzustand reflektieren und dementsprechend negativ gefärbt sein und von den Themen Schuld und Tod handeln. Somit kann Beck, einer der Begründer der KVT, auch als der Begründer der Arbeit mit Träumen in eben dieser Therapieform angesehen werden. Sein Ansatz zur Arbeit mit Träumen ist jedoch nicht unmittelbar in der KVT aufgegriffen worden (ähnlich wie seine Konzeption der emotionalen Komponente der kognitiven Schemata erst von seinem Schüler Jeffrey Young in der Schematherapie wieder aufgegriffen und erweitert wurde). Seine Auffassung von dem Ausdruck kognitiver Schemata in Träumen ging aber in Ansätze zur Traumarbeit von Hill (1996), Montangero (2009) sowie Freeman und White (2002) ein, die im Folgenden genauer dargestellt werden.

4.3.1 Der Ansatz von Clara E. Hill

Der Ansatz von Clara E. Hill (Hill, 1996; Hill & Rochlen, 2004) ist der am meisten elaborierte und evaluierte Ansatz zur Arbeit mit Träumen in der Verhaltenstherapie. Hill nennt ihr Vorgehen kognitiv-erlebnisbasiert (cognitive-experiental) und zielt damit auf zwei Aspekte ihres Ansatzes hin: die kognitive Psychotherapie und die Gestalttherapie (welcher der erlebnisbasierte Aspekt entstammt). Hill integriert wesentliche Anteile der psychoanalytischen, kognitiv-behavioralen und gestalttherapeutischen Therapieverfahren. Ziel dieses Ansatzes ist es im Wesentlichen, durch die Arbeit mit Träumen mehr Verständnis für persönliche Erfahrungen und Konflikte des Wachlebens zu erhalten (Hill, 1996). Dafür werden anhand von Träumen kognitive Verzerrungen, Schemata und maladaptive Denkmuster herausgearbeitet (Hill, 1996; Hill & Rochlen, 2004). Zugrunde liegende Erinnerungen über aktuelle Verhaltensweisen und Reaktionen werden aufgedeckt und dies führt zu einem tieferen Selbstverständnis. Durch eine solche Herangehensweise kann die Struktur der Schemata verändert oder offen für neue Informationen und Erfahrungen werden. Der Ansatz geht davon aus, dass Träume eine Weiterführung der Gedanken (und Emotionen) des Wachlebens sind, die ohne eine Einflussnahme der äußeren Umgebung auftreten. Aus dieser Annahme folgt, dass Träume sehr individuell und nicht anhand allgemeiner Symbole zu deuten sind. Dies führt zu der weiteren Grundannahme, dass die Arbeit mit Träumen in der Therapie von Relevanz für die Probleme des Wachlebens ist und ein gemeinschaftlicher Prozess zwischen Therapeut und Patient sein sollte. Der Therapeut ist nicht der Experte, der die Bedeutung des Traums kennt, sondern eher ein Experte dafür, es dem Patienten zu erleichtern, den Traum zu explorieren, zu einem neuen Verständnis der Bedeutung des Traums zu kommen und Entscheidungen über Handlungsimplikationen zu treffen.

Dies verweist auf die drei wesentlichen Phasen und Inhalte der Arbeit mit Träumen nach Hill:
- der *Exploration* des Traumgeschehens,
- der *Interpretation* eines Traums und
- der Herausarbeitung von *Handlungen,* die dann in die verhaltenstherapeutische Therapie integriert und genutzt werden sollen.

Auch wenn der zweite Schritt ihres Vorgehens als „Interpretation“ bezeichnet wird, so betont Hill, dass es sich nicht um eine Deutung handelt, die überwiegend vom Therapeuten stammt, sondern um eine gemeinschaftliche therapeutische Arbeit zwischen Patient und Therapeut. Das gesamte Vorgehen gemäß ihres Ansatzes bezeichnet sie als „Traumarbeit“. Aus dem eingangs bereits erwähnten Grund, um nämlich eine terminologische Verwirrung mit dem Freud'schen Begriff der Traumarbeit zu vermeiden, wird im Folgenden dafür der Begriff „Arbeit mit Träumen“ verwendet.

Die Bezeichnung als „kognitiv-erfahrungsbasiert“ impliziert, dass sowohl die kognitive als auch die erlebnisbasierte Komponente für eine erfolgreiche Traumarbeit notwendig sind. „Erlebnisbasiert“ (experiential) bezieht sich dabei auf humanistische Ansätze, insbesondere die Gestalttherapie, in der die Arbeit mit Träumen eine wichtige Rolle spielt (vgl. Kapitel 4.2) und in der das Moment der Erlebnisaktivierung zentral ist und wichtiger ist als das der kognitiven Erfahrung und Erkenntnis. Kognitive Elemente sind vor allem die Annahme einer Wirkung kognitiv-emotionaler Schemata auch im Traum und der Bezug eines Traums zu bestimmten Erlebnissen oder Kognitionen aus dem Wachleben. Dabei muss der Patient emotional in den Traum und den Prozess der Arbeit mit dem Traum involviert sein, um ein vollständiges Bewusstsein davon zu bekommen, was der Traum für ihn bedeuten könnte. Eine weitere Annahme ist, dass alle drei Phasen (Exploration, Interpretation, Handlung) notwendig sind für eine vollständige Arbeit mit einem Traum. Ebenso ist essenziell, dass diese drei Phasen aufeinander aufbauen und nur in dieser Reihenfolge sequenziell erfolgen können. Eine vollständige Exploration aller Einzelbilder eines Traums führt zu einer Interpretation des gesamten Traums und auf Basis dieser Interpretation, kann überlegt werden, was der Patient in seinem Wachleben ändern kann.

Ziel der Arbeit mit Träumen nach Hill kann neben dem Erfüllen des Bedürfnisses des Patienten nach Traumbearbeitung auch sein, einen stagnierenden therapeutischen Prozess durch den Perspektivwechsel anzuregen. Ebenso kann durch die Bearbeitung der Träume aber auch eine Akzeptanz des aktuellen Zustands erreicht werden. Zudem verbessert die Arbeit mit Träumen die therapeutische Beziehung und hat sehr förderliche diagnostische Effekte. Im Folgenden wird das Vorgehen der Arbeit mit Träumen nach Hill (1996) näher beschrieben (vgl. auch das Arbeitsmaterial „Übersicht - Elemente der Arbeit mit Träumen“ auf Seite 165 und das Arbeitsmaterial „Kurzgefasster Leitfaden zur Arbeit mit Träumen“ auf Seite 166 im Anhang sowie auf CD-ROM).

Explorationsphase

Die Explorationsphase beginnt mit der Bitte an den Patienten, den Traum möglichst detailliert aus der Ich-Perspektive und im Präsens zu erzählen, so als ob er ihn gegenwärtig erleben würde. Danach wird der Patient gebeten, auszudrücken, was er während des Traums oder nach dem Traum gefühlt hat, um auch hierdurch das Wiedereintauchen in die Gefühle des Traums zu erleichtern. Anschließend werden die einzelnen Traumbilder (Traumsequenzen) gründlich sequenziell exploriert und deren Personen, Objekte, Handlungen, Gedanken und Gefühle erfasst. Dies erfolgt anhand der sogenannten DRAW-Methode, wobei DRAW für Describe (Beschreiben), Reexperience Feelings (Wiedererleben der Gefühle), Associate (Assoziationen bilden) und Waking Life Triggers (Auslöser aus dem Wachzustand finden) steht (vgl. auch Abbildung 1). Zum Schluss der Explorationsphase wird der Patient gebeten, die Sitzung unter Einbezug der soeben erarbeiten Details noch einmal mit eigenen Worten zusammenzufassen, sodass der Therapeut beurteilen kann, welche Teile des Traums dem Patienten als besonders wichtig erscheinen, welche Aspekte er eher auslässt und ob er die bisherigen Anregungen richtig verstanden hat. Dieses Vorgehen soll an einem kurzen Traumbeispiel illustriert werden:

Beispiel

„Ich stehe in einer U-Bahn-Haltestelle und neben mir steht ein Mädchen, das ich gar nicht kenne. Kurze Zeit später sehe ich Männer, die eine Bombe hinter einer Säule verstecken. Ich nehme sofort die Hand des Mädchens und renne zu den Rolltreppen, die zum Ausgang führen, wobei ich bei einer der Rolltreppen ein Ende sehen kann, aber bei der anderen nicht. Ich nehme die Rolltreppe, bei der ich kein Ende sehe und steige immer weiter nach oben."

Gemäß der DRAW-Methode würde der Patient gebeten werden, die Situation des Traums genauer zu beschreiben, sodass der Therapeut sie sich besser vorstellen kann (Beschreiben). Nach der detaillierten Beschreibung könnte gefragt werden, wie die Person sich dabei gefühlt hat, worauf der Patient in dem vorliegenden Beispiel antwortete, dass er Angst davor hatte, das Mädchen nicht vor dem Terroranschlag schützen zu können und daher nur daran dachte, mit ihm wegzulaufen (Wiedererleben der Gefühle). Weiterhin könnte gefragt werden, was der Patient mit dem im Traum aufgetreten Mädchen oder dem Terroranschlag assoziiert und das Erste zu sagen, was ihm dabei in den Sinn kommt (Assoziationen). Der Patient beschrieb, dass das Mädchen ihn an seine kleine Schwester erinnerte und der Terroranschlag eher an vergangene Situationen, in denen er seine Schwester nach der Scheidung ihrer Eltern in gefährlichen Situationen schützen und sich um sie kümmern musste. Zudem könnte gefragt werden, ob es in der näheren Vergangenheit möglicherweise eine Situation gab, die diesen Traum aktiviert haben könnte (Auslöser im Wachzustand). In dem vorliegenden Beispiel schien ein solcher Trigger ein Telefongespräch mit seiner Schwester gewesen zu sein.

In der Explorationsphase ist es wichtig, jedes einzelne Bild des Traums sukzessive nach der DRAW-Methode durchzugehen. Im genannten Beispiel lassen sich mindestens fünf solcher Bilder erkennen: (1) der Träumer steht in einer U-Bahn-Haltestelle und neben ihm steht ein Mädchen, (2) er sieht Männer, die eine Bombe verstecken, (3) er nimmt die Hand des Mädchens und rennt zu den Rolltreppen, (4) bei einer Rolltreppe kann er ein Ende erkennen, bei der anderen nicht, sie führt also ins Nichts, (5) er entscheidet sich für die Rolltreppe bei der er kein Ende erkennen kann und steigt auf ihr nach oben.

Einsichtsphase

Nachdem der Traum gründlich, Traumbild für Traumbild, exploriert wurde, kann die Einsichtsphase beginnen, indem der Traum noch einmal kurz durch den Therapeuten zusammengefasst wird. Weiterhin wird der Patient allgemein danach befragt, welche Bedeutung dieser Traum für ihn haben könnte, um ihn zu einer Einsicht zu führen. Bei dieser allgemeinen Frage kann der Patient zunächst ratlos sein, weshalb hier der Therapeut helfen und Vorschläge machen kann. Hierbei kann der persönliche Eindruck des Therapeuten vom Patienten oder dessen bisherige ähnliche Erfahrungen (aus der dem Therapeuten bekannten Lebensgeschichte des Patienten) mit einfließen. Dabei ist es entscheidend, auf verschiedenen Ebenen am Verständnis des Traums zu arbeiten. So kann der Traum bezüglich des Wachlebens, Anteilen des Selbst oder der Erfahrung über sich selbst interpretiert werden. Zur Beendigung der Einsichtsphase ist es für den Therapeuten häufig sinnvoll, den Patienten zu bitten, die Hauptthemen oder Bedeutungen des Traums noch einmal zusammenzufassen, sodass es dem Patienten hilft, zu erkennen, was er über seinen Traum gelernt hat und für den Therapeuten eine Einschätzung über die Bereitschaft zur Handlungsphase liefert.

Anhand des obigen Traumbeispiels könnte etwa gefragt werden, ob der Patient in letzter Zeit ähnliche Situationen durchlebt hat, in denen er sich Sorgen um seine Schwester machen musste. Dabei stellte sich heraus, dass die Schwester (die im Ausland lebt) derzeit wünscht, das Land zu verlassen und nach Deutschland zu ziehen, worüber sich der Patient sehr viele Gedanken macht. Weiterhin könnte der Traum auf der Basis der Anteile des Selbst interpretiert werden, indem Objekte oder Personen aus dem Traum als Teile der Persönlichkeit des Patienten gesehen werden. So wurde nach tiefergehenden Überlegungen des Patienten klar, dass die unendliche, immer weiter nach oben steigende, Rolltreppe die momentane Situation, die endlosen Gedanken und Sorgen um die Schwester repräsentieren könnte. Als eine Erfahrung in und über sich selbst kann der Patient daran arbeiten, zu verstehen, was er anhand seiner Gedanken bezüglich der Erfahrungen seines jeweiligen Traums über sich selbst herausgefunden hat. Der Patient könnte beispielsweise zu der Einsicht gelangen, dass er sich zwar freut, seine Schwester in Deutschland zu sehen und nach langer Zeit wieder mit ihr zusammen zu sein, aber er andererseits unter Druck steht, da er allein alles für sie zu organisieren und sich um sie kümmern müsste. Ebenso wurde ihm bewusst, dass diese Gedanken zunehmen, sodass er mehrmals täglich darunter leidet. Während der Einsichtsphase können außerdem optional spirituelle Anteile bearbeitet werden, falls der Patient dafür offen ist und auch der Therapeut dazu bereit ist.

Handlungsphase

Die Arbeit mit Träumen wird mit der Handlungsphase abgeschlossen. Deren Ziel besteht darin, aus der gemeinsam erarbeiteten Interpretation mögliche Ideen für den Umgang mit den belastenden Aspekten des Traums ins Wachleben zu übertragen. Dazu gibt es zwei grundsätzliche Vorgehensweisen. Zum einen kann der Patient überlegen, welche Veränderung er im Traum vornehmen würde, damit der Traum weniger belastend ist und seinen Vorstellungen einer Bewältigungsmöglichkeit entspricht. Zum anderen kann gleich direkt auf mögliche oder gewünschte

Änderungen im realen Leben eingegangen werden, die sich aus dem Traum ableiten lassen. Bei der ersten Vorgehensweise etwa könnte eine Veränderung des Traums darin bestehen, dass der Patient sich wünscht, die Rolltreppe zu nehmen, deren Ende in Sicht ist. Das würde für ihn bedeuten, dass er sich nicht so hilflos fühlen würde angesichts der Situation mit seiner Schwester; dass er ein klares Ziel vor Augen hätte und auch wüsste, wie er mit dieser Situation umzugehen hätte und dass sie zu einem guten Ende kommen würde. Im Fall des zweiten Vorgehens, könnte der Patient sagen, dass er durch den Traum gelernt hat, dass die Situation mit seiner Schwester ihn mehr belaste als er vielleicht gedacht habe und er sich in einer ausweglosen Situation sieht und er daher klare Ziele und Vorgaben haben müsste, wie er damit umgeht, wenn seine Schwester nach Deutschland kommt und wie er ihr helfen kann, aber auch, wo seine Verantwortlichkeit endet.

Schließlich kann der Therapeut den Patienten bitten, zusammenzufassen, was er aus seinen Träumen gelernt hat und was er in seinem Leben ändern möchte. Dies hilft dem Patienten, sich zu verdeutlichen, was er aus der Arbeit mit dem Traum mitgenommen hat, um Veränderungen festzulegen. Darüber hinaus hilft es dem Therapeuten, zu beurteilen, was der Patient aus der Sitzung mitnimmt und zu bestimmen, welche zusätzlichen Behandlungsschritte notwendig sein können. Es ist möglich, dass nur ein Teil des Traums in der Sitzung in Hinblick auf Handlungsimplikationen diskutiert wird. In diesem Fall kann der Patient außerhalb der Sitzung selbst weiter daran arbeiten, den Traum zu verstehen. In Abbildung 1 ist der Ablauf der einzelnen Phasen mit ihren Teilschritten grafisch und frei von inhaltlichen Beispielen dargestellt, um einen kurzgefassten Überblick zu geben.

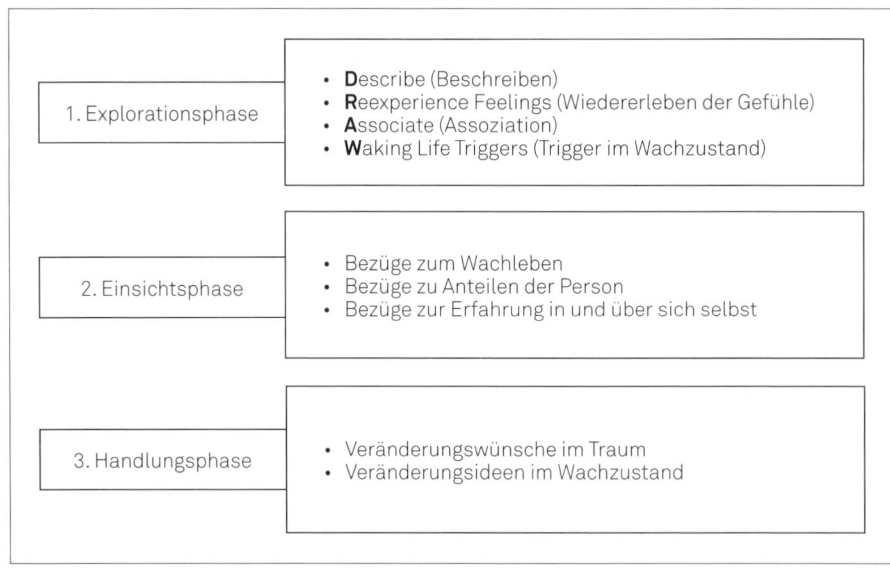

Abbildung 1: Die drei Phasen der Arbeit mit Träumen nach Hill (1996) und die wichtigsten Bestandteile jeder dieser Phasen

In Bezug auf das Beispiel könnte der Patient also sagen, dass er nicht die Rolltreppe nehmen möchte, die kein Ende hat, sondern die andere Rolltreppe bei der das Ende zu sehen ist und ein Weg nach Außen gefunden werden kann. Diese Veränderung im Traum kann im nächsten Schritt auf die Veränderung im tatsächlichen Leben übertragen werden. So könnte der Patient entscheiden, dass er sich nicht mehr alleine darüber Sorgen und Gedanken machen möchte – was ihn nicht weiterbringt – sondern sich mit seiner Schwester besprechen und den Umzug schrittweise vorbereiten könnte. Um diese Anregungen langfristig präsent zu haben, könnte optional eine Art Symbol etabliert (z. B. ein Foto von ihm und seiner Schwester) oder ein Motto ausgedacht werden (z. B. „Meine Schwester und ich schaffen es gemeinsam"). Die beiden Vorgehensarten, gewünschte Veränderung des Traums und direkte Handlungsimplikationen im realen Leben, können sukzessiv beide durchgeführt werden und ineinander übergehen. Es ist aber auch möglich, sich nur für die eine der Vorgehensweisen zu entscheiden und anhand dieser einen die Handlungsphase zu bearbeiten.

4.3.2 Der Ansatz von Jacques Montangero

Jacques Montangero war ein Schüler von Jean Piaget und Bärbel Inhelder und Psychotherapeut und Professor für Psychologie an der Universität Genf. In seinen Forschungen hat er sich mit der Frage beschäftigt, wie Träume sinnvoll in einen kognitiv-verhaltenstherapeutischen Kontext integriert werden können. Sein Ansatz basiert auf der Annahme von Beck (1967), dass die kognitiven Schemata einer spezifischen Störung, wie zum Beispiel einer Depression, einen maximalen Einfluss auf den Trauminhalt haben. Diese Idee knüpft an die Vorstellung von einer Kontinuität zwischen Trauminhalten und dem Wachbewusstsein an, wie sie auch in der Kontinuitätshypothese ihren Ausdruck findet.

Nach Montangero (2009) träumen wir, weil wir die Fähigkeit besitzen, Symbole (Sprache, Bilder, Gesten) zur mentalen Repräsentation von Handlungen und Objekten zu nutzen (semiotische Funktion nach Piaget). Diese Repräsentationen müssen nicht einzelne Objekte umfassen, sondern können zusammen die Simulation einer Situation ergeben. Im Wachzustand kommt es unbewusst und spontan zu diesen Simulationen, wenn wir kein Interesse an unserer Umgebung haben. Das würde Tagträumen entsprechen. Die Simulationen haben vier Gemeinsamkeiten mit dem Traum: sie sind unbeabsichtigt, sie bestehen aus konkreten Ereignissen, sie sind überwiegend visuell und sie beinhalten eine limitierte Anzahl an Elementen. Im Schlaf müssen wir unsere Umgebung nicht verarbeiten oder unsere Handlungen kontrollieren, also kommt es zu spontanen Simulationen. Träume sind so gesehen, der extreme Pol eines Kontinuums von Simulationen.

Montangero versteht Träumen als kognitive Funktion, bei der folgende kognitive Prozesse ablaufen: autobiografische Erinnerungen und allgemeines Wissen wird gesammelt. Diese Elemente werden bildlich, sprachlich oder mit anderen Modalitäten repräsentiert. Die gesammelten Repräsentationen formen eine Traumszene (die häufig synchron abläuft), die aber bei ihrer Schilderung und für die therapeutische Arbeit in eine diachrone, also zeitliche geordnete, Reihenfolge gebracht wird. Zusätzlich bestehen an die Traumrepräsentationen die Anforderungen, dass abstrakte Ideen durch konkrete Ereignisse ersetzt werden müssen und komplizierte, lange Ideenketten durch ein simpleres Element repräsentiert werden müssen.

Montangero postuliert zwei Traumkategorien: Trauminhalte beschäftigen sich entweder mit Hoffnungen, Wünschen, Idealen oder mit Sorgen, ungelösten Problemen und neuen Erfahrungen, die integriert werden müssen. Seine Konzeption steht somit der Komplementärhypothese des Träumens und vor allem der Mastery-Hypothese nahe, basiert aber auch auf der Kontinuität zwischen Wachleben und Träumen.

Im therapeutischen Kontext können durch die oft übertriebene und verdichtete Darstellung der Themen eines Traums kognitive Verzerrungen und Schemata leichter erkannt werden und hilfreich für die kognitive Umstrukturierung genutzt werden. Zusätzlich können Träume eine Möglichkeit darstellen, die Ressourcen des Klienten zu betonen. Um therapeutisch wirksam mit Träumen zu arbeiten, entwickelte Montangero die DMR-Methode (Description – Memory sources – Reformulation). Ziel dieser Traumarbeit ist nicht die mögliche Bedeutung eines Traums zu erkennen. Vielmehr geht es Montangero darum, ergänzende Informationen, die für die Therapie von Nutzen sein können, aufzudecken. Die DMR-Methode gliedert sich in vier Schritte:

- Im ersten Schritt geht es um die vollständige *Beschreibung des Traums.* Ziel der genauen Beschreibung ist das Eintauchen des Patienten in die Traumerinnerung, um später Quellen und Bedeutung des Geträumten einfacher zu finden. Zusätzlich wird so der Traum dem Therapeuten zugänglich gemacht und Missverständnisse werden vermieden. Der Inhalt der Erzählung soll sich auf das Setting, den Zustand oder die Handlung, die Charaktere, die Umstände und die Gegenstände und Emotionen fokussieren. Die konkrete Anweisung an den Patienten lautet etwa:

> Dank Ihres Berichtes habe eine Vorstellung von Ihrem Traum, aber es ist noch eine ungenaue und unvollständige Vorstellung. Um ergiebig mit dem Traum zu arbeiten, müssen wir alles berücksichtigen, was Sie während der Traumerfahrung gesehen, gehört und gefühlt haben. Bitte beschreiben Sie mir den Traum nochmals und geben dabei alles genau an, was Sie sich vorgestellt haben, geben dabei zu erkennen, was deutlich oder verschwommen oder undeutlich war. Ich bin auch an der Reihenfolge der Ereignisse interessiert und würde gerne unterscheiden können, was gleichzeitig und was nacheinander war. Und zum Schluss: Falls Sie eine Emotion während des Traums gefühlt haben, vergessen Sie nicht, sie zu beschreiben.

Der Therapeut schreibt den Traum auf und gibt jedem Ereignis eine Nummer entsprechend der Reihenfolge im Traum.

- Im zweiten Schritt geht es um die Suche nach *biografischen Quellen*. Der Therapeut sammelt die mit dem Trauminhalt assoziierten Affekte und biografischen Ereignisse, die dem Patienten einfallen. Hier lautet die konkrete Anweisung:

> Lassen Sie uns den Traum für eine Weile vergessen und in Ihren Erinnerungen suchen, in frischen oder alten. Manche Elemente des Traums mögen Sie an etwas erinnern, und es wird interessant sein, von dieser oder jener Erinnerung zu wissen. Wenn ein Inhalt Ihres Traums nicht offensichtlich mit einer Erinnerung verbunden ist, werde ich Sie fragen, ob Ihnen eine Erinnerung an irgendein Beispiel der gleichen Kategorie einfällt (und nicht unbedingt an den Inhalt wie er in dem Traum war).

- Im dritten Schritt soll der Traum *abstrakt umformuliert* werden. Das Ziel hierbei ist eine erneute Beschreibung des Traums, aber aus konkreten Ereignissen soll eine Sequenz abstrakter Ideen, die mit den Traumereignissen assoziiert werden, entstehen. Die Anweisung lautet wie folgt:

> Ich schlage Ihnen vor, dass wir zum Inhalt Ihres Traums zurückkehren. Könnten Sie ihn erneut beschreiben, Satz für Satz, aber dabei andere, allgemeinere Wörter verwenden? Geben Sie Ihre Definition jeden Elements (z. B. sagen Sie statt „meine Nachbarin" „eine uninteressante Hausfrau") oder nennen Sie eine abstraktere Bezeichnung (z. B. „Stufen der Veränderung" statt „Treppen hinauf gehen") oder benennen Sie seine Funktion („etwas das Zugang bietet" statt „Tür"). Ich werde Ihnen helfen, indem ich ein paar Vorschläge mache, aber nur Sie können entscheiden, ob sie relevant oder irrelevant sind.

Die Umformulierung führt häufig direkt zu einer Interpretation der Trauminhalte. Sollte dies nicht der Fall sein, folgt Schritt vier der DMR-Methode.

- Im vierten Schritt geht es um die *Interpretation*. Dabei soll der Klient die abstrakten Ideen aus der Reformulierung auf die Befürchtungen und Erfahrungen in seinem Wachleben beziehen. Dies kann vom Therapeuten unterstützt und angeregt werden:

> Jetzt werde ich Ihre Reformulierung des Traums laut vorlesen. Können Sie erkennen, ob sie auf etwas zutrifft, was mit Ihnen zu tun hat: ein Thema der Sorge, etwas, das Sie sich wünschen oder ein autobiografischer Abschnitt?

Abbildung 2 zeigt die Schritte der DMR-Methode in einem kurzen Überblick. Die Durchführung der DMR-Methode sollte etwa 45 bis 60 Minuten dauern und in einer Sitzung geschehen. Die therapeutische Arbeit basierend auf der Trauminterpretation findet in den darauffolgenden Sitzungen statt.

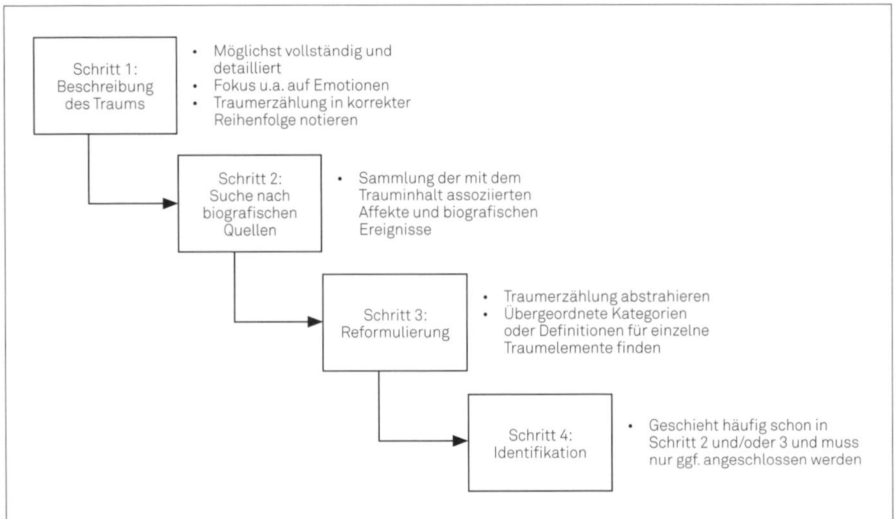

Abbildung 2: Überblick über die Schritte der DMR-Methode nach Montangero (aus Wright, 2018, S. 16)

In einigen Fällen kann es sinnvoll sein, die DMR-Methode in einer verkürzten Form anzuwenden, indem man sich auf den Hauptaspekt oder die Hauptaspekte des Traums konzentriert. Dies hat insbesondere dann Sinn, wenn der Traum besonders lang ist oder wenn der Patient nicht an der Reformulierung interessiert oder zu dieser nicht fähig ist. In einem solchen Fall bietet der Therapeut für die Hauptaspekte des Traums Reformulierungen an und der Patient kann sich entscheiden, ob diese passend erscheinen.

Nach Montangero kann die DMR-Methode als eine Technik in der KVT zur Exploration der Anliegen des Klienten gesehen werden. So kann ein Traum beispielsweise die Aufmerksamkeit auf eine Situation oder ein Verhalten lenken und auf einen möglichen Umgang mit dieser Situation oder diesem Verhalten hinweisen. Durch die übertriebene Darstellung im Traum werden außerdem häufig kognitive Verzerrungen leichter sichtbar. So kann man auch Schemata des Patienten leichter aufdecken. Die DMR-Methode kann auch ein Weg sein, die Ressourcen des Patienten zu betonen und das kognitive Restrukturieren zu üben, welches dem Patienten dann im Wachleben einfacher fällt. Führt man die DMR-Methode häufiger mit demselben Patienten durch, können Träume die Entwicklung oder Veränderung während der Therapie widerspiegeln. Montangero schlägt die DMR-Methode auch als Ergänzung zur Imagery Rehearsal-Therapie (vgl. Kapitel 10.1) bei der Behandlung von Alpträumen vor. Durch die DMR-Methode findet die Habituation an den Trauminhalt statt, was dem Patienten helfen kann, einen ängstigenden Traum als Produkt des Traumprozesses zu sehen statt als eine reale ängstigende Erfahrung (Montangero, 2009).

4.3.3 Der Ansatz von Arthur Freeman und Beverly White

Arthur Freeman und Beverly White (2002) formulierten 15 Richtlinien für die kognitiv-behaviorale Arbeit mit Träumen. Diese Richtlinien betonen stark die schematheoretische Konzeption von Aaron T. Beck und in gewisser Weise gelangten so dessen Vorarbeiten zur Arbeit mit Träumen in der kognitiven Therapie über dessen Schüler (Freeman) in aktuelle Therapiekonzepte. Diese Richtlinien können als das theoretische Grundverständnis der Arbeit mit Träumen in der KVT angesehen werden. Sie lauten:

1. *Es soll auf die symbolische Deutung von Traumbildern verzichtet werden und stattdessen ein Schwerpunkt auf die Thematik gelegt werden:* Der Traum sollte eher *thematisch* als symbolisch aufgefasst werden. Alle Bilder und Ideen des Traums sollten wörtlich genommen werden und nicht als kognitive Transformationen oder mentale Repräsentationen von etwas oder jemand anderem, sondern als Ergebnis der individuellen Lebenserfahrung und der Denkschemata des Patienten.
2. *Trauminhalte sind spezifisch für den Träumenden:* Das Thema des Trauminhaltes verhält sich *idiosynkratisch* zum Wachleben der Patienten. Auf Basis des kognitiven Kontinuums zwischen Wachleben und Traum, kann der Traum als Bestandteil der gesamten Lebenserfahrung des Patienten gesehen werden. Die Begrifflichkeiten, die Glaubenssätze und die Themen im Wachleben des Klienten sind im Traum wiederzufinden. Was eine spezifische Traumerfahrung bedeutet, zeigt sich in der Gesamtbetrachtung der Lebensgeschichte der Patienten. Der Therapeut kann erfragen, inwiefern sich das Traummaterial mit dem eigenen Leben, der Lebenserfahrung, den Konflikten, den Erfolgen und Misserfolgen der Patienten konsistent oder inkonsistent verhält.
3. *Am Sprachgebrauch kann der Affekt des Traums abgeleitet werden:* Der *Sprachgebrauch* und die *Bilder* des Traums sind von hoher Bedeutung. Die Worte, die Stimmlage, die visuellen Begleitfaktoren und die Charakteristik des Sprachgebrauchs beeinflussen den Ausdruck von affektiven Komponenten des Traums. Durch die Übernahme des Sprachgebrauchs des Patienten lässt sich mehr über den Trauminhalt erfahren. Ein Traum, der das Wort „alleine" im Kontext eines großen Stadions beinhaltet, unterscheidet sich von einem, in welchen das Worte „alleine" sich auf einen kleinen Raum bezieht. Ein Schrei von Beleidigungen ins Ohr unterscheidet sich als Trauminhalt von einem Flüstern von Liebkosungen ins Ohr.
4. *Es gibt Parallelen zum Wachzustand:* Die *affektive Reaktion im Traum* ähnelt der affektiven Reaktion im Wachleben. Der Therapeut setzt die Gedanken, Gefühle und Verhaltensweisen der Patienten im Traum in Beziehung zum Wachleben. Die Bandbreite und das Spektrum affektiver Reaktionen im Wachleben von Angst und Depression bis hin zu Glücksgefühlen entspricht der im Traum. Der Therapeut kann genauer erfragen, wo und wie diese affektiven Reaktionen zustande kommen. Die affektiven Reaktionen im Traum lassen sich auch dann analog zu denen im Wachleben nutzen, wenn keine Erinnerung an das Traum-

material und an die Bilder im Traum vorliegt, die affektiven Reaktionen sich jedoch als noch aktive Überreste mit Einfluss auf den Wachzustand zeigen.

5. *Entscheidend für die Wichtigkeit des Traums ist nicht die Länge, sondern der Inhalt und der Affekt des Traums:* Ein Trauminhalt oder -fragment kann zwar von kurzer Dauer sein, jedoch große emotionale Auswirkengen entfalten („Ein Bild sagt mehr als tausend Worte"). So kann auch das kurz andauernde Bild des Todes des eigenen Kindes den folgenden Wachzustand stark beeinflussen. Anderseits gibt es sich wiederholende oder lang andauernde Traumfragmente, die kaum von Bedeutung sind. Die übergeordnete Thematik, die Begleitstimmung und der Inhalt sollten im Vordergrund stehen.
6. *Der Träumende ist selbst für den Trauminhalt verantwortlich:* Der Patient ist *Produzent* des Traums und damit verantwortlich für ihn. Das spezifische Traummaterial – womöglich ein Produkt der Erfahrung des vorherigen Tages – wird zur Funktion der Patienten und damit idiosynkratisch. Beispielsweise berichtet ein Angestellter über die Grausamkeit seines Vorgesetzten und reagiert affektiv mit Furcht und Ärger darüber, dass er nicht einmal im Traum sicher vor dem Vorgesetzten ist. Der Therapeut würde an dieser Stelle daran erinnern, dass es der Angestellte selbst ist, der eine mentale Repräsentation des Vorgesetzten überallhin mitnimmt, wo immer er auch hingeht. Auch wenn es reale Anhaltspunkte für diese mentale Repräsentation gibt, muss klargestellt werden, dass sie das Produkt des Patienten ist.
7. *Träume spiegeln automatische Gedanken wider:* Mit ihnen kann die kognitive Umstrukturierung gelernt werden. Trauminhalte und -bilder sind genauso zugänglich für die *kognitive Umstrukturierung* wie automatische Gedanken. Das Arbeiten mit Träumen kann zur Erarbeitung von affektiven Verschiebungen, alternativen Ergebnissen einer Situation oder für neue Lösungsansätze genutzt werden. Durch Verwendung des Dream Analysis Record (siehe unten) können Traummaterialien als dysfunktionale Denkprozesse, die Depressionen und Ängste aufrechterhalten, diskutiert und rational hinterfragt werden. Die Patienten können erlernen, die dysfunktionalen Trauminhalte kritisch zu hinterfragen und ihre affektive Reaktion zu verändern.
8. *Traumarbeit kann bei Stagnation den Therapieprozess wieder ankurbeln:* Die Patienten können dabei in einem adaptiven Prozess darin unterstützt werden, weitere Kompetenzen zur Problemlösung zu entwickeln und rational mit dysfunktionalem Denken umzugehen. Wenn kein Fortschritt im Therapieprozess erkennbar ist, so bietet sich das Traummaterial als wertvolles Werkzeug für die weitere Zusammenarbeit an. Oft stößt dieser Impuls auf hohe Akzeptanz seitens der Patienten, da Träume als ein persönlicher und vertrauter Bestandteil des Erlebens gesehen werden.
9. *Schemata eines Klienten können sich in seinen Träumen manifestieren:* Die Schemata des Patienten zeigen sich in den Situationen und Gegebenheiten des Traumberichts. Da die Themen und Tätigkeiten im Traum nicht zensiert werden, können z. B. Schuldgefühle entstehen. Bei Patienten, bei denen Ordnung

und eine Orientierung an Normen als Schemata aktiviert sind, können sich die Themen „Anstand", „Ordentlichkeit" und die Frage nach der „Richtigkeit" der Handlungen als Trauminhalt manifestieren. Widersprechen die Handlungen im Traum den eigenen Schemata, so kann kognitive Dissonanz entstehen und sich Unbehagen darüber ausbreiten, was man im Traum „gemacht" hat.

10. *Trotz der Möglichkeiten, die die Traumarbeitet bietet, sollen andere Techniken nicht vernachlässigt werden:* Träume sollten daher als *ein Baustein* des Therapieprogramms betrachtet und darin angemessen integriert werden. Das bedeutet, dass der Therapeut Träume stets mit dem Fokus auf das übergeordnete Therapieziel nutzen und kritisch abwägen sollte, wann in der Sitzung anderes Material als Träume einen höheren Stellenwert erhalten sollte.
11. *Trauminhalte sollten idealerweise unmittelbar und systematisch erfasst werden:* Der Patient sollte dazu ermutigt werden, ein System oder ein *Protokoll zur Aufzeichnung des Traummaterials* einzuführen und damit zu arbeiten. Das Protokollieren des Traummaterials sollte möglichst praktisch und leicht umzusetzen sein. Da die Erinnerung an den Traum schnell verblasst, sollte dies geschehen, solange die Erinnerung noch lebendig ist. Zusätzlich sollte der Patienten darüber informiert werden, dass selbst kurze Aufzeichnungen wertvolle Punkte für die Arbeit mit Träumen hervorbringen können.
12. *Für kritische Trauminhalte können Lösungen besprochen und trainiert werden, die später im Wachzustand analog eingesetzt werden können:* Die Patienten sollten dazu angeleitet werden, *Bewältigungsstrategien für negative, maladaptive Traumbilder* zu entwickeln und sie in funktionalere und adaptive Bilder zu verwandeln. Metaphorisch betrachtet fungiert der Patienten dabei als Pilot in einem Simulator: Bei wiederkehrenden Träumen oder häufigen besorgniserregenden Traumthemen lassen sich Umstrukturierungen als Standardprozedur entwickeln und anwenden. Bei weniger häufigen Traumbildern müssen die Patienten lernen, genauso schnell zu reagieren wie bei negativen Kognitionen im Wachleben.
13. *Die Patienten sollten versuchen, aus dem Traum eine Schlussfolgerung, eine „Moral" zu ziehen, bzw. eigenständig zu Schlussfolgerungen zu gelangen:* Der Fokus könnte dabei auf das übergeordnete Thema gelegt werden oder darauf, was sich durch spezifische Traumfragmente erschließen lässt. Diese Herangehensweise an Träume wird neu erlernt und kann das bisherige Spektrum an Bewältigungsstrategien erweitern.
14. *Träume können auf komplexere zugrunde liegende Erfahrungen und Phänomene hindeuten:* So können Verhaltensmuster identifiziert oder die Ursache einer Handlung geklärt werden.
15. *Traumarbeit eignet sich als Standardhausaufgabe und kann selbstständig vom Klienten fortgeführt werden:* Das Traummaterial, die Analyse des Materials und die Schlussfolgerungen der Patienten könnte mit dem behandelnden Therapeuten geteilt werden. Diese Hausaufgabe fördert die Autonomie der Patienten, indem es sie von der Interpretation des Therapeuten entbindet und sie dabei unterstützt, Traummaterial eigenständig zu verstehen und zu nutzen.

Eine Kurzfassung dieser 15 Richtlinien findet sich auch als Arbeitsmaterial im Anhang des Buches und auf CD-ROM (vgl. „Postulate für die Arbeit mit Träumen in der KVT“ auf S. 170).

Als Grundlage für die Arbeit mit Träumen verwenden Freeman und White ein „Dream Analysis Record“ (DAR), welches zur Aufzeichnung der Träume (siehe Punkte 7 und 11 der obigen Liste) und zur psychotherapeutischen Bearbeitung der aufgezeichneten Träume dient. Das DAR ist ein Protokollblatt und besteht aus fünf Spalten (vgl. Arbeitsblatt „Protokoll zur Aufzeichnung von Träumen“ im Anhang auf S. 177 und auf der CD-ROM) und entstammt der Spaltentechnik der kognitiven Umstrukturierung nach Beck und entspricht dieser. In die erste Spalte trägt der Patient unmittelbar nach dem Aufwachen den Traum möglichst detailreich ein. In die zweite Spalte werden die körperlichen und in die dritte Spalte die emotionalen Reaktionen in Bezug auf den Traum eingetragen. Letztere sollen bezüglich ihrer Intensität noch zusätzlich auf einer Skala von 0 bis 100 skaliert werden. In der vierten Spalte wird dann in der Therapiesitzung die mit dem Therapeuten erarbeitete Traumrekonstruktion notiert. Die Traumrekonstruktion umfasst auch ein Umschreiben des ursprünglichen Traums, indem Teile des ursprünglichen Traums kreativ modifiziert und neu verschriftlicht werden. In der fünften Spalte wird die in der Therapie erarbeitete Neubewertung des Traums und der damit einhergehenden emotionalen Reaktionen (wiederum auf einer Skala von 0 bis 100) eingefügt. Die Neubewertung beinhaltet auch die Schlussfolgerungen (siehe obigen Punkt 13) und Erkenntnisse, die die Patienten aus ihrer Traumerfahrung ziehen.

4.3.4 Der Ansatz von Michael Schredl

Einen integrativen Ansatz zur Arbeit mit Träumen, die praktische Traumarbeit, stellte Schredl (2007) vor. In diesem Ansatz sind die Grundideen von Freeman und White (2002) aufgenommen und umgesetzt. Die praktische Traumarbeit nach Schredl kann auch allein, mit Freunden oder in einer Traumgruppe durchgeführt werden und bedarf somit keines Therapeuten. Sie eignet sich aber auch für die Arbeit mit Träumen im therapeutischen Setting. Das Verfahren geht von der Annahme aus, dass Traum- und Wachleben vergleichbar sind.

Die praktische Traumarbeit teilt sich in sechs Schritte. Sie dauert etwa eine halbe Stunde, wenn sie allein oder mit einer anderen Person durchgeführt wird. Die sechs Schritte der praktischen Traumarbeit sind:

1. Vergegenwärtigen des Traums,
2. Aufschlüsseln der Trauminhalte,
3. Untersuchen der Handlungen im Traum,
4. Vergleich von Traumerleben und Wacherleben,
5. Suchen nach Lösungsansätzen,
6. Umsetzen der Lösungsansätze.

Im ersten Schritt geht es darum, sich den Traum in Erinnerung zu rufen und zu vergegenwärtigen. Dazu wird der Traum aufgeschrieben und einer anderen Person erzählt. Es kann zu dem Traum frei assoziiert werden, alle Assoziationen zum Traum sollten notiert werden. Im zweiten Schritt rücken die Personen und Elemente des Traums in den Mittelpunkt, um herauszufinden, wie diese im Traum wahrgenommen wurden. Im dritten Schritt wird der gesamte Traum betrachten und gefragt, welches Handlungsmuster des Traums zentral ist. Dazu ist es hilfreich, den Traum in abstrakter Form nachzuerzählen, also nicht mehr an den konkreten Traumbildern orientiert, sondern an den Gefühlen und Handlungen, die mit dem Traum verbunden sind. Der vierte Schritt dient dazu, das Material, das in den ersten drei Schritten gesammelt wurde, mit dem aktuellen Wachleben in Bezug zu setzen. Es geht somit darum, den Traum zu verstehen und zu erkennen, welche persönlichen Stärken und Schwächen der Traum widerspiegelt. Darauf aufbauend geht es im fünften Schritt darum, Lösungen zu entwickeln. Dazu wird der Träumer gefragt, was er tun könnte, um mit der Traumsituation besser umgehen zu können. Das Ziel ist, eine aktive Strategie zu entwickeln, um mit der Situation im Traum umzugehen. Dieses ist besonders für den sechsten Schritt wichtig, in dem es darum geht, zu überlegen, wie die zuvor erdachten Lösungen umgesetzt werden können. Dieser Schritt ist sehr wichtig, damit nicht in der theoretischen Traumarbeit verharrt wird, sondern diese in praktische Ergebnisse mündet (Schredl, 2007).

Fazit: Die Modelle von Hill, Montangero, Freeman und White und Schredl stimmen insofern überein, dass sie einige Grundannahmen teilen, wie

a) dass Träume Zusammenhänge mit den Erfahrungen und Problemen des Wachlebens haben,
b) dass Träume auf zugrunde liegende kognitive und emotionale Schemata verweisen,
c) dass sich aus Träumen Implikationen für das Wachleben (und damit auch für die Therapie) ableiten lassen und
d) dass Träume eine tieferliegende Bedeutung oder Moral haben, die sich interpretativ erfassen lässt.

Entsprechend finden sich in allen Modellen dieselben therapeutischen Methoden, wie (a) die Exploration eines Traums, (b) die Assoziationsbildung zu dem Traum, (c) der Bezug zum Wachleben, (d) die Abstraktion des Traums auf einer höheren Ebene und schließlich (e) der systematische Transfer in das Wachleben. Während Hill (1996), Montangero (2009) und Schredl (2007) konkrete Angaben darüber machen, in welcher Abfolge und mit welchen Schritten die Arbeit mit Träumen erfolgen soll, ist dies bei Freeman und White (2002) nicht der Fall. Letztgenannte Autoren schlagen jedoch die Nutzung eines Traumprotokolls (DAR) vor, anhand dessen die Arbeit mit Träumen angelehnt an die Methode der kognitiven Umstrukturierung, stattfinden soll, ohne jedoch präziser vorzugeben, wie die therapeutische Traumrekonstruktion erfolgen kann.

4.3.5 Gruppentherapeutische Ansätze

Neben den genannten Therapieansätzen, die vor allem für die Einzeltherapie entwickelt wurden, gibt es auch solche für Gruppentherapien. Hier ist vor allem der Ansatz von Ullman (1996) zu nennen. Bei diesen Verfahren wird in Form einer Gruppentherapie über die Träume der Teilnehmer gesprochen. Dieses Vorgehen erfordert besondere Umsicht und die Personen, die ihre Träume berichten, müssen sich sicher fühlen, damit sie ihre Träume und damit intime persönliche Erfahrungen einer Gruppe von anderen Personen berichten. Dafür ist es notwendig, dass die Person, die ihren Traum erzählt, jederzeit die Kontrolle darüber hat, die Arbeit an ihrem Traum zu beenden oder abzubrechen. Die Arbeit mit dem Traum erfolgt dabei durch die Gruppenmitglieder, die den berichteten und zu bearbeitenden Traum wie ihren eigenen betrachten. Das Vorgehen nach Ullman hat vier Stufen (vgl. Kasten).

Vorgehen bei der Arbeit mit Träumen in der Gruppe (nach Ullmann, 1996)

1. Eine Person berichtet einen Traum und die Gruppe stellt Fragen, um ein klares Bild und ein Verständnis von dem Traum zu bekommen.
2. Die Gruppenmitglieder diskutieren den Traum und berichten, welche Gefühle sie bei dem Traum gehabt hätten. Dann werden diese individuellen Projektionen über den Traum in Bezug auf ihr eigenes Leben genutzt, um zu beschreiben welche Bedeutungen und Assoziationen sie diesen Traumbildern zugeschrieben hätten.
3. Die Person, deren Traum bearbeitet wird, reagiert dann auf die Assoziationen und Gedanken der anderen Gruppenmitglieder und beschreibt dann Bezüge aus dem Wachleben zum Traum.
4. Bei einem nachfolgenden Gruppentreffen berichtet die Person, deren Traum bearbeitet wurde, weitere Gedanken und Gefühle, die sie durch die Gruppe und deren Arbeit an ihrem Traum hatte.

Ein ähnliches Vorgehen für eine Gruppenarbeit mit Träumen stammt von Schredl (2011) und wird als „Listening to the Dreamer“-Methode bezeichnet. Das Verfahren zielt darauf hin, Gemeinsamkeiten in emotionalen Reaktionsmustern und Handlungsweisen zwischen dem Wachzustand und den Träumen zu entdecken. Die Arbeit mit Träumen gemäß dieser Methode umfasst sechs Stufen (vgl. Kasten) und orientiert sich an der oben bereits dargestellten praktischen Traumarbeit von Schredl (2007).

„Listening to the Dreamer"-Methode (Schredl, 2011)

1. Eine Person berichtet einen Traum, die anderen Gruppenmitglieder stellen dieser Person Nachfragen, um den Traum möglichst detailliert zu erfassen.
2. Dann wird die Person gefragt, ob sie irgendwelche Assoziationen zwischen dem Wachleben und dem Traum herstellen kann.
3. Anschließend soll die Person, die den Traum berichtet hat, die emotionalen Reaktions- und Handlungsmuster des Traums zusammenfassen.
4. In dieser Stufe wird die Person gebeten, zu überlegen, ob und wie die basalen Emotions- und Handlungsmuster des Traums zu Ereignissen aus dem Wachleben in Beziehung stehen.
5. Schließlich wird die Person gebeten zu überlegen ob sie bestimmte Gedanken, Gefühle oder Handlungen des Traums ändern möchte.
6. In der letzten Stufe wird die Person nach möglichen zukünftigen kognitiven oder Verhaltensänderungen gefragt, die sie als Resultat der vorangegangen Arbeit mit dem Traum umsetzen möchte.

5 Postulate der psychotherapeutischen Arbeit mit Träumen

Aus der Darstellung ausgewählter Theorien zum Träumen in Kapitel 3 und den Ansätzen zur psychotherapeutischen Arbeit im vorigen Kapitel lassen sich die zentralen theoretischen Postulate ableiten, die die Grundlage für die psychotherapeutische Arbeit mit Träumen darstellen. Diese sind:

1. Träume sind kein zufälliges Phänomen des Gehirns, sondern direkter Ausdruck des Erlebens der träumenden Person.
2. Träume sind in enger Weise mit der Verarbeitung von Emotionen verbunden.
3. Daher verweisen sie auf Emotionen und sie begleitende Kognitionen.
4. Das Erleben im Traum ist eng auf das Erleben im Wachzustand bezogen, wenngleich Träume dieses verfremdet und meist emotional verstärkt abbilden.
5. Träume verweisen oft auf aversive Situationen oder auf als defizitär erlebte Persönlichkeitsanteile.
6. Die Arbeit mit Träumen ist keine Traumdeutung. Die Einsicht in die Bedeutung des Traums kommt nicht von außen, sondern vom Träumer selbst.
7. Arbeit mit Träumen basiert auf der Assoziationsbildung zu den Traumbildern.
8. Arbeit mit Träumen führt zur Erlebnisaktivierung.
9. Essenziell ist die Entwicklung eines Verständnisses des Traums auf einer abstrakten Ebene, losgelöst von den eigentlichen Traumbildern.
10. Arbeit mit Träumen führt zum Verstehen des Traums und damit der eigenen Person.
11. Arbeit mit Träumen soll darüber hinaus zu neuen Denkmustern und Handlungsoptionen führen.
12. Träume haben somit eine Bedeutung in einem sehr persönlichen und subjektiven Sinn für den Träumenden, die in der Psychotherapie erschlossen und genutzt werden kann.

6 Anwendungsbereiche der Arbeit mit Träumen

Die psychotherapeutische Arbeit mit Träumen kann, wie eingangs aufgezeigt, in verschiedenen Stadien der Therapie und zu verschiedenen Zwecken eingesetzt werden (vgl. Kasten).

Wozu kann die Arbeit mit Träumen eingesetzt werden?

1. Zur Verbesserung der therapeutischen Beziehung.
2. Zur Erweiterung oder Vertiefung der Diagnostik.
3. Zur Ressourcenaktivierung.
4. Zur Verbesserung der Therapiemotivation und -mitarbeit.
5. Zur Gewinnung von Einsicht und Handlungsmöglichkeiten.
6. Zur Generierung und Einübung von Handlungsplänen und Verhaltensmöglichkeiten.

Gerade schon zu Beginn einer Therapie kann diese therapeutische Methode hilfreich beim Aufbau und der Verbesserung der therapeutischen Beziehung und zur Diagnostik sein. Generell kann sie in jedem Stadium der Therapie zur Ressourcenaktivierung und der Klärungsperspektive beitragen. Durch die Arbeit mit Träumen verbessern sich oft die Mitarbeit in der Therapie und das Engagement des Patienten. Ein für die KVT wichtiger Effekt der Arbeit mit Träumen besteht in den daraus ableitbaren Handlungsimplikationen, also der Generierung von Bewältigungsmöglichkeiten für bestehende Probleme. In ähnlicher Weise gelangen auch Pesant und Zadra (2004) zu der Feststellung, dass drei Arten von Zielen durch die Arbeit mit Träumen erreicht werden können: (a) Einsicht der Patienten, (b) eine vermehrte Beteiligung der Patienten im therapeutischen Prozess und (c) ein besseres Verständnis der (psychischen) Dynamiken der Patienten und des klinischen Fortschritts.

6.1 Therapeutische Beziehung

Die psychotherapeutische Arbeit mit Träumen hat einen nachgewiesenermaßen sehr positiven Effekt auf die therapeutische Beziehung. Studien der Arbeitsgruppe um Hill haben gezeigt, dass die Arbeit mit Träumen zu einer signifikant besseren therapeutischen Beziehung führt, gemessen anhand der von Patienten und Therapeuten eingeschätzten Sitzungsqualität (vgl. Kapitel 9). Träume bewegen Menschen und viele Patienten haben den Wunsch, in ihrer Therapie einen Traum besprechen zu können. Wenn diesem Wunsch entsprochen wird, signalisiert das eine Offenheit des Therapeuten für persönliche Erfahrungen und Erlebnisse des Patienten, was sich in einer schnellen Öffnung des Patienten für intime und oft auch schambesetzte Themenbereiche zeigt. Das Besprechen eines Traums bereits in der Probatorik kann neben dem diagnostischen Nutzen (siehe unten) sehr früh zu einer tiefen und vertrauensvollen Beziehung zwischen Patient und Klient führen. Dieser Gewinn ist beiderseitig. Nicht nur die Patienten erleben durch das Sprechen über Träume (selbst wenn es sich noch um keine explizite Arbeit mit Träumen handelt) die interessierte, zugewandte und offene Haltung des Therapeuten, sondern auch Therapeuten profitieren durch die Arbeit mit Träumen von einem tiefgehenden Vertrauen und einer sonst oft nicht so rasch einsetzenden Offenheit des Patienten. Im Sinne der Klientenzentrierten Psychotherapie wird durch das Reden über Träume sehr schnell eine angstfreie Atmosphäre geschaffen, die der weiteren Exploration dienlich ist.

6.2 Diagnostik

Für die psychotherapeutische Diagnostik kann die Arbeit mit Träumen insofern sehr hilfreich sein, als dass der Therapeut mit ihr auf Problembereiche aufmerksam wird, die sich in der Besprechung der Symptomatik des Patienten oder der Abfrage der Störungskriterien, etwa durch ein strukturiertes klinisches Interview, sonst möglicherweise nicht ergeben hätten. So verweisen Eudell-Simmons und Hilsenroth (2005) darauf, dass Therapeuten durch die Arbeit mit Träumen ihre Patienten besser verstehen können, insofern die Arbeit mit Träumen einen indirekten Zugangsweg darstellt, um persönliche Probleme der Patienten zu erfassen. Träume können auch dadurch diagnostisch hilfreich sein, dass sie von den unmittelbaren Problemen der Patienten wegführen hin zu dem für die Patienten grundsätzlich essenziellen und existenziellen Fragen und Problemen, die sich möglicherweise nicht in der klinischen Symptomatik widerspiegeln (Glucksman, 1988). Auch gibt es Hinweise dafür, dass es für manche Patienten leichter ist, mittelbar am Beispiel ihrer Träume belastende Bereiche zu besprechen, als diese direkt an real existierenden Schwierigkeiten darzulegen. Träume schaffen somit eine gewisse schützende Distanz, die es erleichtern kann über Defizite und Schwierigkeiten zu sprechen, weil diese ja „nur im Traum" auftreten und daher die persönliche Betroffenheit und Beeinträchtigung, aber auch Mitverursachung und „Schuld“ der Patienten geringer erscheinen lässt. So konnten Brink, Allan und Boldt (1995) zeigen, dass Patienten eher bereit sind, ihre Probleme anhand von Träumen zu besprechen und zu explorieren als in einer direkten psychotherapeutischen Exploration. Die Arbeit mit Träumen kann vermutlich die Sorge mancher Patienten vor einen Kontrollverlust oder einer Selbstöffnung umgehen und damit zu einer angstfreieren Exploration der psychischen Belastung und der Selbstexploration beitragen.

In der klinischen Diagnostik werden typischerweise die Diagnosekriterien für eine psychische Störung erfasst. Diese beziehen sich meist auf das Vorhandensein beobachtbarer oder erlebbarer Symptome, weniger jedoch auf die inhaltlichen Gedanken, die diese Symptome ausmachen. Da diese und die ihnen zugrunde liegenden kognitiv-emotionalen Schemata oft in Träumen Ausdruck zum Ausdruck kommen, können Befürchtungen und Ängste, die sich nicht direkt in behavioralen Symptomen ausdrücken, durch die Arbeit mit Träumen leichter erschlossen werden können.

Auch unterscheiden sich Trauminhalte in spezifischer Weise bei Patienten mit verschiedenen psychischen Störungen (z. B. Depressionen, Schizophrenien; Van de Castle, 1994), sodass aus den Trauminhalten Hinweise für Störungen gewonnen werden können, die sonst möglicherweise nicht so offensichtlich zu Tage treten. Depressive Patienten träumen beispielsweise häufiger von Schuld, Zurückweisung oder Tod, schizophrene Patienten häufiger von Verfolgung, Misstrauen und ihren Halluzinationen. Auch sind die Träume Schizophrener häufig bizarrer als die Nicht-Schizophrener (Schredl, 2007) und drücken damit die für Schizophrene typische Denkstörung und Zerrissenheit der Assoziationen aus. Auch bei Patienten mit Essstörungen (Anorexia nervosa, Bulimia nervosa) finden sich in den Träumen gehäuft das Thema Essen oder die Ablehnung desselben (Schredl, 2007) und sie reflektieren damit die für diese Patienten charakteristische kognitive Fixierung auf das Essen und die damit verbundenen Ängste und Befürchtungen (Gewichtszunahme). Für Patienten mit Angststörungen gilt interessanterweise nicht, dass deren Träume auch deren spezifische Ängste widerspiegeln (Pietrowsky, 2016; Rimsh & Pietrowsky, 2020). Allerdings gibt es auch erstaunlich wenig Studien zu Trauminhalten von Angstpatienten, abgesehen von einzelnen Fallberichten.

Auch können Träume diagnostisch dafür genutzt werden, den therapeutischen Prozess zu erfassen. Es gibt zahlreiche Hinweise dafür, dass sich die durch die Therapie bewirkte Linderung oder Heilung einer psychischen Störung auch in entsprechenden Veränderungen typischer Trauminhalte widerspiegelt (Eudell-Simmons & Hilsenroth, 2005). In einer Studie konnte gezeigt werden, dass die letzten Träume eines Patienten adaptiver waren als die Träume zu Anfang der Therapie (Caroppo, Dimaggio, Popolo, Salvatore & Ruggeri, 1997) und die Häufigkeit positiver Gefühle in Träumen über den Therapieverlauf zunahm (Dimaggio, Popolo, Serio & Ruggeri, 1997). Schredl (2007) berichtet, dass bei depressiven Patienten (allerdings nach einer Pharmakotherapie) der Symptomrückgang mit einer Zunahme positiverer Träume verbunden war. Da allerdings nicht das bloße Vorliegen einer Depression oder Schizophrenie bestimmt, ob die dafür spezifischen Trauminhalte auftreten, sondern das Ausmaß der depressiven bzw. schizophrenen Symptomatik mit der Intensität der entsprechenden Trauminhalte korreliert, können Träume somit für eine (indirekte) Erhebung der Störungsschwere und damit des Heilungsprozesses genutzt werden.

Die Arbeit mit Träumen in der Psychotherapie ist nicht nur hilfreich, um den therapeutischen Fortschritt zu erkennen, sondern auch um auf Schwierigkeiten im Therapieprozess aufmerksam zu werden (Dimaggio et al., 1997; Glucksman, 1988). So lassen sich auch Selbstkonzepte, Therapiewiderstände oder Assoziationen, die für den therapeutischen Fortschritt hinderlich sind, durch die Arbeit mit Träumen offenlegen (Pesant & Zadra, 2004; Weiss, 1986). Beispielweise könnte aus Träumen ersichtlich werden, dass Patienten Probleme damit haben, die Verantwortung für sich oder bestimmte Lebensbereiche zu übernehmen, was den therapeutischen Fortschritt erschweren kann, das Wissen darum aber wiederum für die Therapiedurchführung hilfreich ist. Auch kann es vorkommen das Patienten direkt von der Therapie träumen oder von ihrem Therapeuten. Solche Träume können selbstverständlich auch wertvolle Informationen für die Therapie und die Gestaltung des therapeutischen Prozesses haben.

6.3 Ressourcenerkennung und -aktivierung

Ein weiterer wichtiger Aspekt der Arbeit mit Träumen ist die Wahrnehmung und Aktivierung von eigenen Ressourcen der Patienten. Ausgehend von der Annahme, dass Träume auch eine Form der Auseinandersetzung mit belastenden Situationen darstellen (vgl. Kapitel 3.3), lassen die in Träumen stattfindenden Handlungen und Ereignisse auch auf Kompetenzen der Patienten schließen. Diese können sie aus verschiedensten Gründen möglicherweise nicht im realen Leben umsetzen, obwohl sie grundsätzlich bei den Patienten vorhanden sind. Die Arbeit mit Träumen kann hilfreich dazu genutzt werden, solche Ressourcen der Patienten zu erkennen, den Patienten bewusst zu machen und sie in therapeutisch sinnvoller Weise zu nutzen. Selbstverständlich entsprechen nicht alle im Traum gezeigten Kompetenzen tatsächlichen Ressourcen der Patienten. Und nicht alle im Traum gezeigten Kompetenzen lassen sich auch tatsächlich in der Wirklichkeit nutzen. Aber deren Auftreten im Traum lässt Hinweise auf mögliche Ressourcen im Wachleben erkennen und aus der Tatsache, dass diese geträumt werden, kann den Patienten dargelegt werden, dass sie eine Rolle in deren Gedankengebäude spielen. Diese Ressourcen können im Rahmen der verhaltenstherapeutischen Therapie dann genutzt werden, um Handlungsmöglichkeiten für den Umgang mit tatsächlichen belastenden Situationen zu entwickeln.

Auch können Träume für die Ressourcenerkennung und -aktivierung so genutzt werden, dass Träume, die einen belastenden Verlauf oder ungünstigen Ausgang hatten, im therapeutischen Gespräch verändert werden. Hier kann durch Verweis auf persönliche Ressourcen des Patienten eine Modifikation des Traums vorgenommen werden. Dazu würde erarbeitet, wie unter Nutzung der Ressourcen des Patienten der Traum anders hätte verlaufen können. Es kann davon ausgegangen werden, dass alle Patienten über gewisse Fähigkeiten und Kompetenzen verfügen, um mit Problemen und Belastungen ihres Lebens und mit den spezifischen Herausforderungen, die ihre psychische Störung mit sich bringt, umzugehen. Häufig fällt es schwer, diese Kompetenzen und persönlichen Ressourcen, die für diese Bewältigung hilfreich sind, in den konkreten realen Situationen umzusetzen. In der Veränderung der Träume durch die Nutzung dieser Ressourcen ist es indes oftmals einfacher, diese Ressourcen und Kompetenzen einzusetzen. Die Arbeit mit Träumen dient daher der Erkenntnis dieser Ressourcen und ihrer Anwendung in einem imaginativen und geschützten Bereich, was letztlich für die Übertragung in das Wachleben förderlich sein kann.

6.4 Mitarbeit in der Therapie und Therapiemotivation

Erfahrungsgemäß fördert die Arbeit mit Träumen in der Psychotherapie die aktive Mitarbeit und Motivation des Patienten. So ermöglicht die Arbeit mit Träumen häufig einen sehr schnellen und direkten Zugang zu zentralen Themen des Patienten. Auch kann sie dazu beitragen, dass die Patienten weniger vermeidend bei der Bearbeitung schwieriger, weil angst- oder schambesetzter, Themen sind. Hier ist allein die Tatsache, dass diese Themen ja durch die Träume ins Spiel gebracht wurden (und nicht absichtsvoll durch die Patienten selbst), ein Faktor, der die Bereitschaft über solche Themen zu reden, erhöht. Beispielsweise konnten Derr und Zimpfer (1996) zeigen, dass im Rahmen von Gruppentherapien die aktive Mitarbeit der Patienten erhöht wird, wenn über Träume geredet wird. Die verbesserte Mitarbeit von Patienten durch die Arbeit mit Träumen kann nicht zuletzt auch dadurch zustande kommen, dass eine vertrauensvollere therapeutische Beziehung entstanden ist (vgl. Kapitel 9.1.3). Auch konnte gezeigt werden, dass Patienten seltener eine Therapie abbrechen, wenn sie über ihre Träume sprechen können und ihren Träumen Beachtung geschenkt wird (Cartwright, Tipton & Wicklund, 1980).

Neben dem Aspekt, dass die Arbeit mit Träumen die Mitarbeit der Patienten fördert, hat sie einen wichtigen Einfluss auf die Therapiemotivation des Patienten. Durch die Beschäftigung mit ihren Träumen fühlen sich viele Patienten wertgeschätzt, sie erleben ein Interesse des Therapeuten an für sie persönlichen Erlebnissen und Erfahrungen und merken, dass es in der Therapie nicht nur um ihre Probleme geht, sondern die Person des Patienten ebenfalls von hoher Relevanz ist. Das heißt natürlich nicht, dass dies ohne die Arbeit mit Träumen nicht gegeben wäre. Wenn die Patienten wissen, dass sie ihre Träume mit in die Therapie bringen können und sich ihr Therapeut damit beschäftigt oder auch von sich aus nach Träumen fragt, öffnet das für viele Patienten einen neuen und für sie interessanten Zugangsweg zur Therapie. Das setzt natürlich voraus, dass die Patienten ein gewisses Interesse für ihre Träume und die therapeutische Arbeit daran zeigen. Wenn das nicht gegeben ist, wird auch die Arbeit mit Träumen kaum zu einer besseren Motivation führen. Ist das aber gegeben – und erfahrungsgemäß ist die überwiegende Mehrzahl der Patienten offen für und interessiert an der Arbeit mit Träumen – dann kann die Beschäftigung mit Träumen ein wesentlicher Motivationsfaktor für die KVT sein, der sich auch für die anderen klassischen verhaltenstherapeutischen Interventionen, in die die Arbeit mit Träumen eingebettet sein soll, als nützlich erweist.

Zahlreiche Studien, vor allem aus der Arbeitsgruppe um Hill, konnten zeigen, dass die aktive Mitarbeit des Patienten in der Therapie mit der Wirksamkeit der Arbeit mit Träumen assoziiert ist. Mehr Mitarbeit in den therapeutischen Sitzungen bei der Exploration von Träumen, der Einsichtsgewinnung und der Produktion von Handlungsideen, führt zu signifikant besseren Therapierfolgen hinsichtlich der Sitzungsbewertung und der Einsichts- und Handlungsgewinne (z.B. Diemer, Lobell, Vivino & Hill, 1996; Hill, Crook-Lyon, Hess, Goates-Jones, Roffman, Stahl, Sim & Johnson, 2006; Wonnell & Hill, 2000, 2005).

6.5 Einsicht

Einsichtsgewinnung ist, neben der Ableitung von Bewältigungsmöglichkeiten, das vermutlich wichtigste therapeutische Ziel der Arbeit mit Träumen. Es gibt viele Hinweise darauf, dass die Arbeit mit Träumen die Einsicht der Patienten in ihre eigene Person, ihre Probleme und problematischen Bedingungen verbessert und zu einem besseren Verständnis des eigenen Selbst führt (z.B. Hill, 2003; Weiss, 1986). Diese Art der Einsicht ist zu unterscheiden von Einsicht in einen Traum, wie sie in der Arbeit mit Träumen auch gefördert wird. Beide Arten der Einsichtsgewinnung bedingen sich gegenseitig, die Einsichtsgewinnung in einen Traum geht der Einsichtsgewinnung in die eigene Person typischerweise voraus und werden durch die Arbeit mit Träumen gefördert. Obwohl Einsicht selbst noch nicht zwingend zu einer therapeutischen Veränderung führen muss, ist sie auf jeden Fall eine wichtige Komponente einer erfolgreichen Therapie und im Sinne des Klärungsprinzips Grawes (1996) ein wesentliches Ziel jeder Psychotherapie. Darüber hinaus kann Einsicht die Motivation eines Patienten für Veränderungsprozesse fördern (Pesant & Zadra, 2004).

So können Patienten aufgrund der Einsichtsgewinnung durch die Arbeit mit Träumen klarer und fokussierter erkennen, was sie in ihrem Wachleben ändern können oder sollten (Hill & Knox, 2010). Aus der Sicht der Patienten wird die Einsicht in die eigene Person und ihre Beweggründe, die hergestellten Bezüge zwischen ihren Träumen und ihrem Wachleben und das Erkennen einer neuen Interpretation ihrer Träume als sehr hilfreich für die Ableitung von Handlungsideen und Handlungszielen genannt (Hill & Knox, 2010). Auch wenn in der KVT die Einsichtsgewinnung keine so zentrale Rolle spielt wie in anderen Therapieverfahren (z. B. tiefenpsychologischen oder humanistischen), stellt sie im Sinne der Klärungsperspektive Grawes (1996) ein wesentliches therapeutisches Agens dar, ähnlich wie die Ressourcenaktivierung. Sie ist wichtig für die Motivation der Patienten und eine hilfreiche, wenn auch nicht notwendige, Voraussetzung für die Problembewältigung.

Während die Einsichtsgewinnung in die eigene Person die Makroebene der durch die Arbeit mit Träumen erreichbaren Einsichtsgewinnung darstellt, ist die Einsicht in einen Traum die Mikroebene der Einsicht. Die Einsicht in einen Traum, seine mögliche Bedeutung, sein Zusammenhang mit dem Wachleben, die in ihm möglicherweise abgebildeten Versuche des Umgangs mit Problemen, Bedrohungen und Belastungen, bilden einen zentralen Baustein jeglicher therapeutischer Arbeit mit Träumen. Es gibt keine wissenschaftliche Form der psychotherapeutischen Arbeit mit Träumen, die nicht in irgendeiner Form die Einsicht in den Traum beinhalten würde – und dies meist als ein Ziel oder zumindest zentrales Wirkprinzip dieser therapeutischen Intervention. Einsicht in einen Traum sollte idealerweise durch den Patienten selbst erfolgen, häufig im Sinne eines „Aha-Erlebnisses“. Der Therapeut kann hier aber eine wichtige Rolle bei der Hinführung zu dieser Einsicht spielen, indem er Anregungen gibt oder Vorschläge für die mögliche Bedeutung eines Traums macht. Einsicht in einen Traum bedeutet, dass der Gehalt des Traums auf eine andere Ebene gehoben wird, eine übergeordnete (Meta-)Ebene oder eine tiefere grundlegendere Ebene. Der Traum erhält somit eine neue Bedeutung. Es wird eine „Moral“ aus dem Traum abgeleitet, die abstrakter Natur ist. Der konkrete Traum ist somit gleichsam der Phänotyp des zugrunde liegenden (oder übergeordneten) allgemeinen Traumthemas. Oder um eine Analogie zur Psychoanalyse zu verwenden: die Moral eines Traums verhält sich zum geträumten und erinnerten Traum wie der latente Trauminhalt zum manifesten Trauminhalt. Durch die Einsicht wird der jeweilige Traum als Ausdruck dieses allgemeineren und damit bedeutsamen persönlichen Themas verstanden, welches sich, als Traumthema beschreiben lässt.

Im idealen Fall führt die Einsichtsgewinnung in den Traum und seine Bedeutung zu der Einsichtsgewinnung auf einer Makroebene, was sich in einer veränderten Sichtweise des Wachlebens und damit in therapeutisch erwünschen Verhaltensänderungen niederschlägt. Somit erfüllt die durch die Arbeit mit Träumen erzielte Einsicht eine wesentliche Voraussetzung der verhaltenstherapeutischen Therapie, indem sie die Patienten dazu bringt, ihre Probleme aktiv anzugehen und zu einer Bewältigung ihrer Probleme beizutragen.

6.6 Generierung und Einübung von Handlungsplänen und Bewältigungsmöglichkeiten

Als letzter Anwendungsbereich, zu dem die Arbeit mit Träumen beitragen kann, sei die Generierung von Bewältigungsmöglichkeiten genannt. Das primäre Ziel und die Stärke der KVT ist ja die Problembewältigung, und hierfür können aus der Arbeit mit Träumen nützliche und hilfreiche Impulse und Anregungen gewonnen werden. Dies kann einerseits aus der Veränderung des Traums selbst geschehen, indem ein Traum in der Vorstellung so geändert wird, dass das im Traum auftretende Problem bewältigt wird. Hierbei sind vor allem die Maßnahmen von Relevanz, mit denen der Patient das Problem beseitigen würde.

Beispiel: Traum – Streit mit der Mutter

Eine Person, die davon träumt, dass sie Streit mit ihrer Mutter hat, könnte imaginativ den Traum so verändern, dass es zu einer friedvollen Aussprache mit der Mutter kommt und sie diese Aussprache initiiert hat. Diese für den Traum generierten Änderungs- bzw. Bewältigungsaspekte können dann daraufhin überprüft werden, ob und wie sie sich auf das Wachleben übertragen lassen und welche Fähigkeiten des Patienten dafür entwickelt oder trainiert werden müssten.

Andererseits können aus der Arbeit mit Träumen auch direkt Handlungsziele und Handlungspläne für das Wachleben abgeleitet werden. Was sollte oder könnte der Patient in seinem Wachleben ändern? Dies ergibt sich typischerweise aus dem Einsichtsgewinn in den Traum, wodurch dem Patienten die für das Wachleben relevanten änderungsbedürftigen Anteile verdeutlicht werden. Die Handlungsziele und -implikationen können dabei Veränderungen im emotionalen Erleben (Emotionsregulation), in Einstellungen und Bewertungen und dem eigentlichen Verhalten in Situationen umfassen.

Beispiel: Traum – Streit mit der Mutter (Forts.)

Die Träumende könnte sich konkret vornehmen, eine länger schon geplante, aber immer wieder verschobene Aussprache mit der Mutter zu initiieren oder sie könnte sich konkrete Vorsätze bilden, wie sie in einem Gespräch mit der Mutter agiert, ohne dass es zu einem Streit kommt, oder sie könnte die möglichen Gründe für den Streit beheben oder klären.

Das Generieren von Bewältigungsmöglichkeiten knüpft somit nahtlos an die Verhaltenstherapie an, in der sich der Patient typischerweise befindet. Die aus der Arbeit mit Träumen abgeleiteten Handlungsziele und Handlungspläne können in der KVT aufgegriffen und dann mit den für die KVT charakteristischen Methoden und Techniken umgesetzt zu werden. Das Umsetzen der Handlungspläne stellt somit normalerweise keinen Bestandteil der Arbeit mit Träumen mehr dar. Es ist aber durchaus möglich in einer fortgesetzten oder späteren Arbeit mit Träumen festzustellen, ob sich der Erfolg der Anwendung der Handlungsimplikationen und der daraus abgeleiteten Bewältigungsmöglichkeiten in den Träumen niederschlägt. Wie weiter oben beschrieben, ändern sich im Verlauf der Therapie häufig die Trauminhalte und Traumemotionen in die therapeutisch erwünschte Richtung, sodass der Erfolg der verhaltenstherapeutischen Maßnahmen auch über die Traumberichte erfasst und validiert werden kann.

Empirisch ist die Ableitung von Handlungszielen und Handlungsplänen aus der Arbeit mit Träumen gut belegt. Die Arbeitsgruppe um Hill konnte in zahlreichen Studien zeigen, dass durch die Arbeit mit Träumen mehr Ideen dahingehend generiert werden, wie durch die Patienten bestimmte Aspekte der eigenen Person oder des eigenen Lebens geändert werden können (z. B. Hill & Goates, 2004).

7 Hinweise für die Arbeit mit Träumen

7.1 Setting und Rahmenbedingungen

Die Arbeit mit Träumen findet im Allgemeinen im Rahmen einer Einzelpsychotherapie statt. Sie kann am Beginn der Therapie, z. B. in den probatorischen Sitzungen erfolgen, oder auch im Verlauf der Therapie. Anlässe für die Arbeit mit Träumen können sein,

- dass die Patienten über einen Traum sprechen wollen,
- dass der Therapeut die Möglichkeit der Arbeit mit Träumen anbietet oder
- dass der Therapeut in schwierigen oder stockenden Therapiephasen explizit das Arbeiten mit Träumen als therapeutische Technik einsetzt.

In der Regel nimmt die Arbeit mit einem Traum etwa zwei Therapiestunden in Anspruch, dies sollte fest so eingeplant und dem Patienten mitgeteilt werden. In der ersten Stunde erfolgt die gemeinsame Exploration des Traums, in der zweiten Stunde die Erarbeitung von Einsicht und von Handlungsimplikationen.

Merke

Patienten sollten nie zu der Arbeit mit Träumen gedrängt oder gar gezwungen werden, sondern es sollte selbstverständlich immer eine freie und freiwillige Entscheidung der Patienten sein, ob sie im Rahmen ihrer Psychotherapie auch über ihre Träume reden und ihre Träume therapeutisch nutzen möchten. In diesem Sinne ist es auch selbstverständlich, dass Patienten die Arbeit an ihren Träumen jederzeit abbrechen oder beenden können, wenn sie dies wünschen.

Die Arbeit mit Träumen ist in der Regel in die reguläre Psychotherapie eingebunden. Sie kann zu jedem Zeitpunkt im Verlauf der Therapie erfolgen, wann immer der Patient den Wunsch hat, über einen Traum zu sprechen oder der Therapeut dies als sinnvoll für den Therapieverlauf erachtet und natürlich ein Traum erinnerbar oder gegeben ist, mit dem gearbeitet werden kann.

Seitens des Therapeuten ist keine besondere Schulung oder Ausbildung für die Arbeit mit Träumen notwendig. Die bei einem ausgebildeten Psychotherapeuten als vorhanden zu voraussetzenden Kenntnisse und Fähigkeiten sind eine notwendige Grundvoraussetzung. Die zusätzliche Kenntnis von einschlägigen Ansätzen zur Arbeit mit Träumen, wie in diesem Buch vorgestellt, stellt eine hinreichende Qualifikation dar. Es ist empfehlenswert, sich mit dem theoretischen Annahmen, die hinter der Arbeit mit Träumen stehen, vertraut zu machen, also den Grundgedanken der Ansätze von Hill (1996), Montangero (2009) sowie von Freeman und White (2002), wie sie in Kapitel 4 beschrieben sind. Ebenso ist es empfehlenswert, die Arbeit mit Träumen in irgendeiner Form zu üben, beispielsweise an Träumen von Freunden oder Familienmitgliedern. Nach wiederholter Übung können Therapeuten Wege finden, diesen Ansatz in ihrem persönlichen Stil anzuwenden und an die Bedürfnisse der verschiedenen Patienten und an verschiedene Arten von Träumen anzupassen. Die Arbeit mit Träumen ist eine sehr kreative Tätigkeit, die viel Intuition und die Fähigkeit des Therapeuten verlangt, sich einerseits gut in die Gedanken- und Erlebniswelt des Patienten hineinzuversetzen und andererseits zugleich aus einer distanzierten Außenperspektive Bedeutungen eines Traums ableiten, „erspüren" und erkennen zu können.

7.2 Einführung der Arbeit mit Träumen im Therapieprozess

Viele Patienten berichten spontan in der Therapie ihre Träume. Andere Patienten wiederum möchten in der Therapie gar nicht über ihre Träume sprechen. Eine dritte Gruppe von Patienten würde gern über ihre Träume sprechen, traut sich das aber nicht, weil sie davon ausgeht, dass der Therapeut das nicht wünscht, weil das in der Verhaltenstherapie nicht gemacht wird. Und schließlich gibt es Patienten, die sich kaum oder gar nicht an ihre Träume erinnern. Für diese unterschiedlichen Patientengruppen ist eine unterschiedliche Einführung und ein unterschiedlicher Umgang mit Träumen in der Therapie angeraten. Auf jeden Fall ist es wichtig, dass der Therapeut, sofern er mit Träumen arbeiten möchte, schon am Anfang der Therapie die Patienten darauf hinweist, dass es möglich und erwünscht ist, in der Therapie über die Träume des Patienten zu sprechen, um diese therapeutisch zu nutzen. Bei Patienten, die von sich aus ihre Träume berichten, wird dies ihre Offenheit für Träume und ihr Interesse an ihren Träumen bestärken. Bei Patienten, die nicht über ihre Träume sprechen möchten, ist das natürlich zu akzeptieren, es sollte aber markiert werden, dass diese Möglichkeit besteht, sofern die Patienten im Lauf der Therapie doch den Wunsch verspüren, über ihre Träume zu sprechen und an dem Traum therapeutisch zu arbeiten. Vor allem für Patienten, die gerne in der Therapie über Träume sprechen möchten, sich das aber nicht anzusprechen trauen, ist das gezielte Ansprechen der Möglichkeit zur Arbeit mit Träumen von großer Bedeutung. Und das sind nicht wenig Patienten. Für diese eröffnet sich damit eine Möglichkeit, in einer von ihnen als gewünscht angesehenen Weise ihre Traumerlebnisse und -erfahrungen in die Therapie einzubringen. Mit Patienten, die sich nicht an ihre Träume erinnern, kann logischerweise auch nicht psychotherapeutisch an ihren Träumen gearbeitet werden. Für diese Personen kann es aber manchmal hilfreich sein, wenn sie sich vornehmen, sich an ihre Träume zu erinnern und ein Traumtagebuch führen, also jeden Morgen zumindest eventuell erinnerbare Bruchstücke eines Traums aufzuschreiben, weil das Führen eines Traumtagebuchs zu einer Verbesserung der Traumerinnerung führt (z. B. Schredl, 2007).

Merke

Für die Arbeit mit Träumen ist es, vor allem zu Beginn der Therapie wichtig, dem Patienten das Vorgehen im Rahmen einer Arbeit mit Träumen zu erläutern, ihm zu versichern, dass er jederzeit die Kontrolle darüber hat, was und wie viel er von einem Traum berichten möchte und selbstverständlich auch jederzeit die Arbeit an einem Traum unterbrechen oder beenden kann. Auch ist es sehr wichtig, dem Patienten darzulegen, dass es nicht um eine Traumdeutung geht, wie sie gemeinhin verstanden wird, dass also der Therapeut aufgrund seines Wissens oder seiner Erfahrung sagt, was der Traum für den Patienten bedeutet. Es wird zwar um Interpretation und Einsicht in den Traum gehen, aber das wird ein wechselseitiger Prozess zwischen Patient und Therapeut sein, in dem sich beide auf Augenhöhe befinden und der Therapeut nicht die Deutungshoheit hat.

Die Arbeit mit Träumen kann ganz konkret damit beginnen, dass der Patient in der Probatorik gefragt wird, ob er einen Traum erinnert und ob mit diesem Traum gearbeitet werden darf.

Da nicht alle Patienten offen für die Arbeit mit Träumen sind, sollte das berücksichtigt werden, wenn die Arbeit mit Träumen im therapeutischen Prozess eingeführt wird. Patienten, die ihre Träume, oder die Arbeit daran, für sinnlos erachten, sind unter Umständen schwer zu der Arbeit mit Träumen zu gewinnen. In aller Regel ist das auch nicht hilfreich, da empirisch belegt ist, dass solche Patienten auch kaum von der Arbeit mit Träumen profitieren. Die Arbeit mit Träumen sollte sich daher auf jene Patienten konzentrieren, die ein Interesse an Träumen und eine Offenheit gegenüber der Arbeit mit Träumen mitbringen.

7.3 Die Rolle des Therapeuten

Der Experte für einen Traum ist selbstverständlich der Träumer selbst. Daher ist es naheliegend, dass die Aufgabe des Therapeuten bei der Arbeit mit Träumen nicht darin besteht, einen Traum „richtig" zu deuten oder „richtige" Schlussfolgerungen aus einem Traum zu ziehen. Die Rolle des Therapeuten ist die eine Helfers, eines Beraters, der dem Patienten Anregungen und Unterstützung bei der Exploration und Interpretation eines Traums geben und mögliche Handlungsziele und Verhaltensänderungen vorschlagen kann. Dies sollte auch bei der Einführung der Arbeit mit Träumen schon dem Patienten vermittelt worden sein (vgl. Kapitel 7.2). Die Arbeit mit Träumen setzt beim Therapeuten natürlich auch eine gewisse Offenheit für Träume und ein Interesse an Träumen voraus. Die Auffassung, dass Träume nur ein sinnloses Nebenprodukt der Gehirnaktivität während des Schlafens sind, ist bestimmt nicht hilfreich bei der psychotherapeutischen Arbeit mit Träumen. Der Therapeut sollte davon überzeugt sein, dass Träume sehr viel mit der Person des Träumenden zu tun haben, dass sie dessen kognitive und emotionale Schemata abbilden und seine Sorgen, Ängste und Befürchtungen widerspiegeln. Daher gehört es zur Aufgabe des Therapeuten auch, dem Patienten die eigene Überzeugung von der Sinnhaftigkeit der Arbeit mit Träumen und dem Sinngehalt der Träume zu vermitteln.

7.4 Schilderung und Aufzeichnung von Träumen

Die Arbeit mit Träumen setzt eine Traumerinnerung des Patienten voraus. Es gibt zwei grundsätzliche Möglichkeiten, wie Träume in die Therapie eingebracht werden können. Entweder die Patienten berichten eine Traumerinnerung frei aus dem Gedächtnis oder sie schreiben (oder sprechen) einen Traum auf und bringen diese Notizen oder Aufzeichnungen mit. Für die Arbeit mit einem Traum ist es von Vorteil, wenn dieser aufgezeichnet ist. Daher sollten Patienten, die einen Traum (spontan) berichten, diesen auch nachträglich noch aufschreiben oder eine Audioaufzeichnung davon (z. B. mit dem Smartphone) erstellen. Ansonsten sollten Patienten, da die Traumerinnerung im Allgemeinen und bekanntermaßen sehr schnell verblasst, wenn eine Arbeit mit Träumen geplant ist, dazu angehalten werden, ihre Träume gleich nach dem Erwachen aufzuschreiben oder eine Audioaufzeichnung zu erstellen. Es ist empfehlenswert, als Hilfe für die Aufzeichnung von Träumen das Arbeitsmaterial „Protokoll zur Aufzeichnung von Träumen“ zu nutzen (vgl. Anhang auf S. 177 und CD-ROM), welches auch im weiteren Therapieverlauf Anwendung finden kann.

Häufig ist es so, dass Patienten spontan einen Traum berichten. Wenn es die Therapieplanung erlaubt, kann dann unmittelbar in der Therapiesitzung mit der Arbeit an dem Traum begonnen werden. Ist das nicht möglich, sollte der Patient gebeten werden, seinen Traum aufzuschreiben, sodass er in einer der nächsten Therapiestunden besprochen werden kann. Für die Dokumentation eines Traums ist es empfehlenswert, dass der Therapeut den Traum, den ein Patient frei berichtet, mitnotiert, unabhängig davon, ob der Patient selbst noch eine Aufzeichnung seines Traums anfertigt.

Für die Arbeit mit Träumen ist es hilfreich, wenn der zu bearbeitende Traum möglichst detailliert und plastisch berichtet wird. Dies fördert die Bildung von Assoziationen an Ereignisse aus dem Wachleben, aber auch an eigene Erinnerungen, Gefühle und Gedanken. Es ist insgesamt jedoch eher unwichtig, ob ein Traum lang oder kurz ist. Auch kurze Träume können ganz wesentliche Elemente enthalten, mit denen eine erfolgreiche therapeutische Arbeit erfolgen kann. Ebenso können lange Träume auch viele Traumbilder und -sequenzen enthalten, die für die psychotherapeutische Arbeit eher bedeutungslos oder weniger hilfreich sind. Im Prinzip kann jeder Traum gewinnbringend für die Psychotherapie sein. Ohne Zweifel gibt es Träume, die tiefer gehen, die einen mehr berühren, von denen man annimmt, dass sie eine besondere Bedeutung für einen haben als andere. Auch gibt es Träume, die so bizarr oder verwirrend erscheinen, dass man den Wunsch nach einer Erklärung für diesen Traum hat.

Welche Träume sollen für die Therapie genutzt werden?

Nach welchen Kriterien werden die in der Therapie zu bearbeitenden Träume ausgewählt? Wenn Patienten von sich aus einen Traum berichten oder über einen Traum in der Therapie sprechen möchten, erübrigt sich diese Frage oft. Wenn Patienten spontan einen Traum in die Therapie einbringen, ist dieser meist aus einem bestimmten Grund für die Patienten von Bedeutung. Sei es, weil der Traum so ungewöhnlich war, so bizarr, sie an bestimmte, für sie wichtige Aspekte oder Ereignisse erinnert hat oder auch nur, weil er sehr gut in Erinnerung ist. Das zeigt, es ist vor allem die (vermutete) persönliche Bedeutsamkeit eines Traums, die ein wichtiges Kriterium für die Arbeit mit einem Traum ist. Viele Patienten haben intuitiv ein Gespür dafür, welcher Traum bedeutsam sein könnte, welcher Traum es Wert sein könnte, in der Therapie behandelt zu werden.

Wenn Patienten mehrere Träume haben, würde man nach dem Prinzip der vermuteten persönlichen Bedeutsamkeit die Träume für die Therapie auswählen. Persönliche Bedeutsamkeit ist natürlich immer subjektiv und interindividuell verschieden, aber jeder Patient kann beurteilen, welchen Traum er als bedeutsam erachtet. Persönliche Bedeutsamkeit kann sich ergeben, weil der Traum ganz aktuell ist, weil er, wie oben beschrieben, ungewöhnlich oder unverständlich ist oder auf wichtige Bereiche, Personen oder Probleme im Wachleben verweist. Schon die Auswahl des Traums (oder der Träume) ist daher diagnostisch und therapeutisch relevant und kann Gegenstand der therapeutischen Erörterung sein.

Das gilt auch für Patienten, die nicht von sich aus einen Traum in die Therapie einbringen, sondern die vom Therapeuten gefragt werden, ob sie einen Traum haben, über den sie in der Therapie sprechen möchten. Hier würde der Therapeut auch empfehlen, einen Traum zu wählen, von dem die Patienten glauben, dass er für sich wichtig oder bedeutsam sein könnte. Wobei wiederum die Bedeutsamkeit durch verschiedene subjektive Faktoren gegeben sein kann, die alle gleichwertig sind.

Welche Aspekte des Traums sollen aufgezeichnet werden?

Da es für die Arbeit mit Träumen hilfreich ist, wenn ein Traum aufgeschrieben ist, sollten Patienten, die nicht spontan in der Therapie einen erinnerten Traum berichten, dazu animiert werden, für die Therapie ihre Träume aufzuschreiben. Dazu kann das bereits erwähnte „Protokoll für das Aufzeichnen von Träumen" (vgl. Anhang S. 177 und CD-ROM) genutzt werden. Bei der Aufzeichnung von Träumen ist es ratsam, möglichst alle Aspekte, alle Bilder des Traums aufzuschreiben, auch wenn sie den Patienten im ersten Moment als nebensächlich oder nicht zum Thema des Traums passend erscheinen. Da Träume eine Verfremdung der Realität darstellen, können insbesondere solche als nicht passend erscheinende Traumbilder oder Traumaspekte für die Exploration und Interpretation des Traums von großer Bedeutung sein. Man kann sogar sagen, dass die Verfremdung des Traums eine Methode darstellt, ähnlich des epischen Theaters nach Brecht, um zum Nachdenken anzuregen durch diese Verfremdung, durch den Kontrast zwischen offensichtlich nicht zusammengehörenden Dingen. Auch ist es empfehlenswert, Gespräche oder Reden, die in Träumen vorkommen, möglichst wörtlich aufzuschreiben, ebenso wie Zahlen oder Daten, die häufig in Träumen vorkommen. Da in Träumen auch viele Gefühle erlebt werden, ist es auch wichtig, die durch den Träumenden erlebten Gefühle während des Traums aufzuschreiben.

Nicht zur Aufzeichnung des Traums gehören die Gedanken und Interpretationen, die sich die Patienten zu dem Traum machen. Diese sind selbstverständlich wichtig und für die Therapie relevant, sie sollten aber nicht in die Dokumentation des eigentlichen Traums eingehen. Wenn Patienten Überlegungen zu ihrem Traum und dessen vermuteter Bedeutung und Relevanz anstellen, was natürlich nicht selten vorkommt, sollten sie diese separat notieren. Diese können dann bei der Bearbeitung der möglichen Aussage des Traum und der Erarbeitung einer Einsicht in den Traum genutzt werden und dort mit einfließen.

Ein aufgezeichneter Traum besteht in der Regel aus einer Reihe von einzelnen Traumbildern. Dies ist bei längeren Träumen eigentlich immer der Fall. Selbst kurze Träume bestehen oft aus mehreren hintereinander gereihten einzelnen Bildern. Nur sehr kurze Träume bzw. Traumerinnerungen können manchmal aus nur einem Traumbild bestehen. Die Traumbilder eines Traums stehen oft nicht in einem (vordergründigen) logischen oder assoziativen Zusammenhang, sondern erscheinen willkürlich. Es ist ja ein wesentliches Merkmal der Träume, dass die einzelnen Bilder oder Abschnitte des Traums in einem nicht ersichtlichen Zusammenhang auftreten. Für die Aufzeichnung von Träumen ist es dennoch wichtig, auch solche Traumbilder, die vermeintlich nichts mit dem restlichen Traum zu tun haben, zu notieren. Für die therapeutische Arbeit mit Träumen werden diese einzelnen Traumbilder dann sukzessive exploriert und bearbeitet.

8 Praktische Durchführung der psychotherapeutischen Arbeit mit Träumen

„Nie bin ich näher bei mir selbst als in meinen Träumen."

Das im Folgenden beschriebene Vorgehen einer psychotherapeutischen Arbeit mit Träumen orientiert sich im Wesentlichen am „Cognitive-Experiential Model of Dream Interpretation" nach Hill (1996) sowie Hill und Rochlen (2004). Das Vorgehen wurde zudem um den Aspekt der Reformulierung aus dem Ansatz von Montangero (2009) und um die Nutzung eines Protokolls zur Aufzeichnung von Träumen nach Freeman und White (2002) erweitert. Das Vorgehen wurde für die Einzeltherapie entwickelt und dauert in der Regel zwei Therapiestunden, die auch in einem Stück durchgeführt werden können.

Die einzelnen Phasen der Arbeit mit Träumen sind in Tabelle 1 ersichtlich (vgl. auch „Übersicht - Elemente der Arbeit mit Träumen" im Anhang auf S. 165 und auf der CD-ROM). Es ist wichtig, zu beachten, dass diese Aufstellung eher als Leitfaden, als eine grundlegende Ordnungsstruktur, anzusehen ist und nicht als eine Struktur, die rigide einzuhalten ist. So kann es im therapeutischen Prozess immer wieder vorkommen, dass zwischen den einzelnen Phasen oder den Elementen innerhalb einer Phase hin- und hergesprungen wird. Das ist dadurch bedingt, dass sich in vielen Fällen die einzelnen Schritte auch nicht ganz klar voneinander abgrenzen lassen und ineinander übergehen. So treten beispielsweise in der Explorationsphase auch schon Ideen für Interpretationen auf oder innerhalb der Beschreibung der einzelnen Traumbilder werden Assoziationen zum Wachleben des Patienten spontan berichtet.

Tabelle 1: Schritte der kognitiven Arbeit mit Träumen

Vorab	Gegebenenfalls Aufzeichnung eines Traums mit Traumprotokoll.
Explorationsphase	• Der Patient wird gebeten, den Traum in der ersten Person im Präsens zu erzählen. • Der Patient wird gefragt, was er während oder nach dem Traum gefühlt hat. • Die einzelnen großen Traumbilder werden nacheinander anhand der *DRAW*-Methode exploriert: – *D*escribe (Beschreiben des Traumbildes), – *R*eexperience Feelings (Wiedererleben der Gefühle), – *A*ssociate (Assoziationen), – *W*aking Life Triggers (Trigger im Wachzustand). • Der Explorationsprozess wird zusammengefasst (optional).
Einsichtsphase	• Der Patient soll erklären, was der Traum grundlegend für ihn bedeutet. • Gemeinsam mit dem Patienten wird unter Verwendung einer oder mehrerer der folgenden fünf möglichen Interpretationsniveaus die Bedeutung des Traums (Einsicht) erarbeitet: – Bezug zum Wachleben, – Teile des Selbst, – Erfahrungen in und über sich selbst, – Spirituelle Ansätze, – Beziehungsebene. • Der Patient soll die Bedeutung des Traums zusammenfassen.
Reformulierung des Traums	• Der Traum wird erneut auf einer abstrakteren Ebene formuliert. • Dem Traum wird ein Motto gegeben. • Das Ergebnis wird in das Traumprotokoll eingetragen (optional).
Handlungsphase	• Der Patient wird gebeten, den Traum zu ändern. • Es werden Implikationen für Veränderungen im Wachleben erarbeitet. • Der Patient soll den Handlungsplan zusammenfassen. • Es wird ein Ritual entwickelt, um den Traum zu würdigen (optional). • Dem Patienten wird geholfen, herauszufinden, wie mit dem Traum weitergearbeitet werden kann (optional). • Die Handlungspläne werden in das Traumprotokoll eingetragen (optional).

8.1 Überblick über das Vorgehen

Am Beginn der Arbeit an einem Traum sollte der Therapeut einen kurzen Überblick über das Vorgehen geben. Das beinhaltet eine kurze Beschreibung der Methode, deren Ziel und theoretischen Hintergrund. Diese Information kann etwa wie folgt durch den Therapeuten erfolgen:

Sie haben sich dazu entschieden, an einem Ihrer Träume zu arbeiten. Dazu werden Sie mir einen Traum, an den Sie sich gut erinnern können oder den Sie aufgeschrieben haben, berichten. Welcher Traum das ist, ist Ihnen überlassen. Ich denke, Sie werden bestimmt einen Traum haben, der Ihnen wichtig ist oder der Sie sehr berührt hat oder der Ihnen rätselhaft erscheint und *über den* Sie mehr wissen wollen. Ich kann Ihnen auch ein Protokollblatt mitgeben, mit dessen Hilfe Sie einen Traum aufzeichnen können.

Bei unserer Arbeit mit dem Traum geht es nicht vorrangig darum, den Traum irgendwie zu deuten, sondern es geht darum, einen möglichen Zusammenhang zwischen dem Traum und Ihrem Wachleben herzustellen, vielleicht sogar zwischen dem Traum und dem Problem, wegen dem Sie sich hier in Therapie befinden.

Unsere Arbeit an dem Traum wird voraussichtlich zwei Therapiestunden umfassen. In der ersten Stunde wollen wir den Traum explorieren, d.h., wir werden zusammen Schritt für Schritt jedes einzelne Bild des Traums, jeden einzelnen Aspekt des Traums durchgehen. Dabei werden wir versuchen, Ihre Gefühle während des Traums zu erfassen, die Assoziationen, die Ihnen zu jedem einzelnen Traumbild einfallen und auch mögliche Ereignisse oder Situationen aus Ihrem Wachleben, die mit jedem Traumbild in Zusammenhang stehen könnten.

In der zweiten Stunde werden wir versuchen, den Traum zu verstehen, wir werden versuchen, zu ergründen, welche Bedeutung oder welche Botschaft er beinhalten könnte. Das ist so etwas, wie eine Einsicht in den Traum zu bekommen; man kann auch sagen, den Traum zu deuten; auch wenn wir hier keine Traumdeutung im eigentlichen Sinne vornehmen. Wenn uns das gelungen ist, werden wir uns mit der Frage beschäftigen, was wir aus dieser Botschaft oder Bedeutung für Sie ganz konkret ableiten können. Also ob es etwas gibt, was Sie in Ihrem Leben ändern möchten oder wie Sie etwas ändern können oder sich anders verhalten können. Wie Sie sehen, können also Ihr Traum und die Arbeit mit ihm auch ganz direkt Ihrem Anliegen dienen, wegen dem Sie zu mir in Therapie gekommen sind.

Sie sehen, das Ziel dieser Arbeit mit Ihrem Traum ist nicht nur, den Traum zu verstehen, auch wenn das natürlich ein sehr wichtiges und interessantes Ziel ist und es vermutlich für jeden Menschen gut ist, wenn er seine Träume verstehen kann oder sich zumindest Gedanken darüber macht. Sondern das eigentliche und weitergehende Ziel ist, dass Sie die Bedeutung, die Sie aus dem Traum gewonnen haben, für sich und für die Therapie hier nutzen können. Deshalb ist die Arbeit mit Ihrem Traum ein Teil Ihrer Kognitiven Verhaltenstherapie.

Sie mögen sich vielleicht fragen, wieso die Arbeit an einem Traum Ihnen in der Therapie helfen kann. Das liegt daran, dass in der Psychologie davon ausgegangen wird, dass Träume in irgendeiner Weise sehr viel mit unserem Wachleben, unseren Ängsten, Sorgen und Problemen zu tun haben. Schließlich sind es ja auch wir selbst, aus denen unsere Träume entspringen. In Träumen drücken sich aber unsere Gedanken und Gefühle meist nicht in so rationaler oder direkter Art aus wie im Wachleben, sondern eher in einer irgendwie verfremdeten, manchmal übertriebenen, manchmal auch sehr kreativen Art und Weise. Daher ist es möglich, über Träume an Gedanken und Gefühle, Sorgen und Probleme zu kommen, die wir im Wachleben so vielleicht gar nicht wahrnehmen würden, weil wir im Wachleben zu logisch denken oder diese Gedanken und Gefühle, Sorgen oder Probleme gar nicht erkennen können oder erkennen wollen.

Nachdem ein solcher Überblick über den Therapiebaustein der Arbeit mit Träumen gegeben wurde und eventuelle Fragen der Patienten beantwortet wurden, kann mit der Exploration des Traums begonnen werden.

8.2 Explorationsphase

Die Explorationsphase ist bei der Arbeit mit einem Traum die Phase, die die meiste Zeit benötigt. Es sollte etwa eine Therapiestunde für diese Phase eingeplant werden. Bei sehr langen Träumen kann es vorkommen, dass nicht alle Traumbilder in einer Stunde exploriert werden können. Dann sollte in der nächsten Stunde die Explorationsarbeit fortgesetzt werden.

Merke

Es ist nicht empfehlenswert, nur einzelne Traumbilder, die vermeintlich bedeutsam sind, aus Zeitgründen auszuwählen und andere nicht zu explorieren, da hierbei die Gefahr besteht, einen möglichen Sinnzusammenhang zwischen den einzelnen Traumbildern nicht zu erkennen.

Tabelle 2 liefert eine detaillierte Übersicht über die einzelnen Elemente und Methoden der Explorationsphase (vgl. auch „Kurzgefasster Leitfaden zur Arbeit mit Träumen“ im Anhang auf S. 166 und auf der CD-ROM).

Tabelle 2: Elemente der Explorationsphase

Ziele	• Informationen über den Traum in Erfahrung bringen. • Dem Patienten das Eintauchen in die Erfahrung des Traums erleichtern. • Entwicklung und/oder Erhaltung der therapeutischen Beziehung.
Arbeitsschritte	• Einleitende Bemerkungen. • Den Patienten fragen, was er während oder nach dem Traum gefühlt hat. • Die einzelnen großen Traumbilder werden nacheinander mithilfe der *DRAW*-Methode exploriert: – *D*escribe (Beschreiben des Traumbildes): z. B. „Beschreiben Sie bitte das Traumbild so für mich, damit ich diesen Teil des Traums so deutlich sehen kann wie Sie." – *R*eexperience Feelings (Wiedererleben der Gefühle): a) Der Therapeut kann Gefühle spiegeln oder offene Fragen nutzen, die dem Patienten dabei helfen, sich auf das zu konzentrieren, was er gefühlt hat. Es ist außerdem möglich, den Patienten zu bitten, innerhalb seiner Gefühle zu verweilen und diese Erfahrung in seinem Körper zu spüren. b) Auslösen eines emotionalen Empfindens (optional). c) Gefühle reflektieren und intensivieren. – *A*ssociate (Assoziationen erfragen): a) „Was kommt Ihnen in den Sinn, wenn Sie über das Bild oder in Bezug stehende Erinnerungen nachdenken?" b) Der Patient soll sich vorstellen, dass der Therapeut vom Mars sei und keine Vorstellung vom Traumbild hat. c) Nach mehr Details fragen: z. B. „Erzählen Sie mir mehr über das, was passiert ist, als Sie als Kind am Strand waren." (Bedeutung der Assoziation erklären lassen). – *W*aking Life Triggers (Trigger aus dem Wachzustand): z. B. „Überlegen Sie, welche Ereignisse im Wachzustand mit diesem speziellen Traumbild in Verbindung stehen können" (und nicht, was den Traum als Ganzes getriggert haben könnte).
Therapeutische Techniken	• Häufig verwendete Techniken: offene Fragen, Reflexion von Gefühlen, geringfügige Ermutigungen, nonverbale Ermutigungen, Assoziationen anbieten (z. B. „Wenn es mein Traum wäre ..."). • Selten verwendete Techniken: Interpretation, Konfrontation, direkte Anleitung, Information.
Therapeutisches Verhalten	• kollaborativ • fördernd • nicht intrusiv • patientenzentriert

Wenn mit der Exploration eines Traums begonnen wird, sollten auch wieder einige kurze einleitende Bemerkungen im Sinne einer kurzen Einführung in die Technik durch den Therapeuten erfolgen. Der Therapeut sollte darüber informieren, dass individuelle Traumbilder exploriert werden sollen und er sollte definieren, was Traumbilder sind. Dies könnte etwa folgenderweise geschehen:

Wir beginnen nun, wie angekündigt, mit der Exploration Ihres Traums. Ich werde Sie erst bitten, mir Ihren Traum zu erzählen (oder vorzulesen). Dann werden wir Schritt für Schritt jedes einzelne Traumbild durchgehen. Ihr Traum wird vermutlich aus mehreren Bildern bestehen, die sich aneinanderfügen. Diese Abfolge kann inhaltlich logisch sein, sie kann aber auch ganz ohne Sinn und Logik erscheinen. Das ist unwichtig. Es geht darum, dass wir der Reihe nach jedes einzelne Traumbild ausführlich besprechen, um einen Eindruck davon zu bekommen, welche Gefühle dieses Traumbild bei Ihnen auslöst, an was es Sie erinnert und welche Bezüge zu Ihrem Wachleben bestehen.

Um ein Verständnis davon zu bekommen, was unter den einzelnen Traumbildern zu verstehen ist, sei dies an den ersten Bildern eines Beispieltraums (vgl. Kapitel 11) veranschaulicht:

Beispiel: Bilder eines Traums

- *Bild 1:* Ich habe einen ehemaligen Nachbarn, der vor kurzem umgezogen ist, in seiner neuen Wohnung besucht (in der ich aber in Wirklichkeit noch nie war). Diese war relativ klein und altmodisch.
- *Bild 2:* Dabei ist sein kleiner Hund (er hat gar keinen Hund) aus der Wohnung gerannt und davongelaufen.
- *Bild 3:* Bei dem Besuch ist mir eingefallen, dass wir ja auch noch eine leere (nicht bezogene) 3-Zimmer-Wohung haben. Das hat mich erfreut, besonders weil ich dachte, dass wir dann noch ein neues Bett für's Schlafzimmer kaufen können.

Traumbilder sind also jeweils kleine Sequenzen, in denen beispielsweise Personen auftreten (oder wie hier auch ein Hund). Eine Situation im Traum kann aber auch aus mehreren Bildern bestehen, wenn darin unterschiedliche Handlungen stattfinden, Personen auftreten oder Gefühle erlebt werden.

Arbeitsschritte der Explorationsphase

Der Therapeut bittet den Patienten, den Traum in der ersten Person und im Präsens so zu erzählen, als ob er ihn gegenwärtig erlebt. Die Verwendung von erster Person und Präsens kann das Eintauchen in die Traumerfahrung erleichtern. Nachdem der Patient den Traum berichtet hat, wird er gebeten, auszudrücken, was er während oder nach dem Traum gefühlt hat, um auch hier wieder das Wiedereintauchen in die Gefühle des Traums zu erleichtern. Es ist wichtig, den Patienten nicht nur zu ermutigen, Gefühle zu benennen, sondern in die in der Traumerfahrung involvierten Gefühle einzutauchen.

Wenn der Patient den Traum anfangs wiedergibt, hat der Therapeut meist noch keine Kenntnis darüber, was der Traum für den Patienten bedeuten könnte. Bei ungeübten Therapeuten ruft dieses mangelnde Wissen aufgrund des Gefühls, dass sie keine Kontrolle darüber haben, wie sich die Sitzung entwickeln könnte, manchmal Angst hervor. Um diese Ängste zu überwinden, ist es empfehlenswert, dass Therapeuten eine patientenzentrierte Haltung einnehmen, bei der der Fokus auf dem Patienten liegt, um diesem bei der Exploration des Traums zu helfen.

Anschließend geht man dazu über, die Traumbilder (Objekte, Personen, Handlungen, Gedanken, Gefühle) in der Reihenfolge zu explorieren, wie sie im Traum auftreten. Obwohl es ideal wäre, jedes Bild im Detail zu erforschen, können manchmal nicht alle Traumbilder eines Traums in einer Sitzung vollständig exploriert werden. Anstelle einer nur oberflächlichen Exploration möglichst vieler Bilder, ist es besser, die Exploration in der nächsten Therapiestunde fortzusetzten oder zumindest eine tiefgreifende Exploration weniger Bilder durchzuführen.

Das Akronym „DRAW“ (Description, Reexperience feelings, Association, Waking life triggers) kann als Stütze dafür verwendet werden, wie man dem Patienten bei der Exploration von einzelnen, bedeutsamen Bildern helfen kann. Der Therapeut nutzt jeden DRAW-Schritt für jedes einzelne Bild und geht dann zum nächsten Bild über. Eine tiefe Exploration eines Bildes kann drei bis fünf Minuten in Anspruch nehmen. Das Verhalten des Therapeuten sollte in dieser Stufe von Neugier und dem Versuch geprägt sein, etwas über die Gedanken und Gefühle des Patienten, die mit den einzelnen Bildern verbunden sind, zu lernen.

Vorgehen bei der DRAW-Methode

- *D - Description* (Beschreibung) steht für die Aufforderung an den Patienten, eine detaillierte Beschreibung des Traumbildes zu liefern. Der Patient kann nach allen Details des Bildes gefragt werden, an die er sich, so wie im Traum erschienen, erinnert (z. B. *„Beschreiben Sie bitte das Bild so für mich, damit ich diesen Teil des Traums so deutlich sehen kann wie Sie.“*). Typischerweise kommen während der Beschreibung des Bildes mehr Details zum Vorschein, die ursprünglich nicht erinnert oder berichtet wurden.
- *R - Reexperience feelings* (Wiedererleben) bezeichnet das Wiedererleben der Gefühle während des Traumbilds. Wenn der Patient sich auf die Gefühle konzentriert, wird das Bild unmittelbar, real und aussagekräftig. Der Therapeut kann Reflexionen von Gefühlen sowie offene Fragen nutzen, um den

Patienten bei der Fokussierung auf die Gefühle, die er während des Traums erlebt hat, zu unterstützen. Außerdem kann man den Patienten bitten, beim Gefühl zu verweilen und es in seinem Körper wahrzunehmen und dadurch ein stärkeres emotionales Empfinden auslösen.

- *A – Associations* (Assoziationen). Der Patient kann auf Bitten des Therapeuten sagen, was ihm zu dem Bild oder zu Erinnerungen, die mit dem Bild in Verbindung stehen, in den Sinn kommt. Eine effektive Intervention für die Erleichterung von Assoziationen besteht darin, den Patienten zu bitten, sich vorzustellen, dass der Therapeut vom Mars sei und kein Verständnis davon hat, was das Traumbild darstellt. Diese Technik erleichtert es dem Patienten, Dinge zu erklären, von denen er glaubt, sie seien offensichtlich. Tatsächlich sind diese Dinge jedoch spezifisch und individuell bedeutsam. Wenn der Patient eine Assoziation benennt, kann der Therapeut nach mehr Details zu dieser Assoziation fragen (z. B. *„Erzählen Sie mir mehr darüber, was passierte, als Sie als Kind am Strand waren.“*), sodass der Patient erklären kann, was die Assoziation ihm bedeutet hat. Durch eine umfassende Exploration der Assoziationen wird der Patient befähigt, Zugang zu seinen für den Traum relevanten kognitiven Schemata zu bekommen. So werden für das Traumverständnis benötigte Informationen sowohl für den Patienten als auch für den Therapeuten verfügbar.
- *W – Waking life triggers* (Trigger aus dem Wachzustand) repräsentiert die Trigger des Bildes aus dem Wachleben. In diesem Schritt fordert der Therapeut den Patienten auf, über Ereignisse im Wachzustand nachzudenken, welche zu dem jeweils spezifischen Traumbild in Beziehung stehen könnten (und nicht, was den Traum als Ganzes hervorgerufen haben könnte). Oftmals treten diese Trigger aus dem Wachzustand spontan während der vorangegangenen Beschreibung, des Wiedererlebens oder des Assoziierens in Erscheinung, andernfalls sollte der Therapeut hier gezielt nachfragen.

Das folgende Beispiel (in Anlehnung an Hill & Rochlen, 2004, S. 166–167) soll die Anwendung der DRAW-Methode illustrieren.

Beispiel: Marco – Exploration

Marco, ein Arzt, war von Italien in die USA gezogen, um dort seinen Traum zu verfolgen, als Arzt zu praktizieren. Er hatte den folgenden, für ihn belastenden, immer wiederkehrenden Traum: „Ich werde von einer Anzahl von Männern in weißen Kitteln verfolgt. Sie wollten mich fangen und mir ein Stück von der Nase abschneiden. Ich entkomme knapp und finde mich in meiner Heimatstadt in Italien wieder.“

In Anlehnung an die DRAW-Methode bittet der Therapeut Marco zunächst, die Männer zu beschreiben:

Marco: „Sie sind zu fünft. Sie tragen lange, weiße Kittel. Eigentlich sehen sie aus wie Ärzte. Nun, wo ich darüber nachdenke, sehen sie wie die fünf Ärzte aus, die mich während meiner Überprüfung, ob ich als Arzt in den Vereinigten Staaten zugelassen werde, geprüft haben."

Der Therapeut fordert Marco dann auf, zu erläutern, wie er sich fühlt, wenn er über das Bild der Männer in den weißen Kitteln nachdenkt:
Marco: „Ich habe Angst, wenn sie mich verfolgen. Sie machen mich auch wütend. Sie wirken so arrogant und haben diese selbstgefällige Haltung."

Im nächsten Schritt bittet der Therapeut Marco dann zu den Männern in den weißen Kitteln zu assoziieren und das Erste, was ihm in den Sinn kommt, zu sagen, wenn er über das Traumbild nachdenkt:
Marco: „Ich erinnere mich an die Ärzte in meiner Heimatstadt in Italien. Ich hatte ganz schön Angst vor ihnen. Ich denke auch über meinen Vater nach. Er trug keinen weißen Kittel, aber er war sehr streng. Ich assoziiere Männer mit Maskulinität und manchmal stelle ich meine eigene Männlichkeit in Frage. Es ist witzig, jetzt wo ich darüber nachdenke, mein Vater ist sehr maskulin und ich kam nie so gut mit ihm klar. Ich assoziiere weiße Kittel auch mit Kellnern in Restaurants und ich musste als Kellner arbeiten, als ich hier in die USA kam, das war demütigend. Ich wurde zum Arzt ausgebildet und habe stattdessen Hamburger serviert."

Schließlich fordert der Therapeut Marco auf, über die Dinge im Wachleben nachzudenken, die dieses Traumbild eventuell getriggert haben:
Marco: „Nun, ich wollte hier in den Staaten ein Arzt werden. Deshalb fand diese *Überprüfung* zur Anerkennung meiner Approbation statt. Die habe ich nicht bestanden und wurde daher nicht als Assistenzarzt zugelassen. Ich habe noch nicht entschieden, was ich deshalb jetzt unternehmen will. Ich weiß, dass ich kein Kellner mehr sein will, aber ich weiß nicht, was als nächstes in meinem Leben passiert."

Wenn das erste Bild tiefgreifend exploriert wurde, kann zum nächsten Bild übergegangen werden. In diesem Fall würde der Therapeut Marco bitten, über das Bild, dass die Männer, die ihn verfolgen, ihn fangen möchten, zu sprechen. Es ist hilfreich, die Angaben des Patienten aus der Explorationsphase zu sammeln, indem der Therapeut diese Angaben zusammenfasst. In dieser Zusammenfassung kann der Therapeut den Traum nacherzählen und dabei die Beschreibungen, Gefühle, Assoziationen und Trigger aus dem Wachzustand, die der Patient für die Traumbilder genannt hat, einfließen lassen. Den Traum auf diese Weise wieder erzählt zu bekommen, kann für manche Patienten sehr aufschlussreich sein, obwohl es wichtig ist, dass der Therapeut die Wiedererzählung kurzhält, sodass die Vertiefung des Patienten in den Traumprozess dadurch nicht geschmälert wird.

Zum Beispiel könnte der Therapeut die Exploration von Marcos Traum folgendermaßen zusammenfassen:

Beispiel: Marco
(exemplarische Weiterentwicklung des obigen Fallbeispiels)

Th.: „Sie werden also von fünf Männern verfolgt, die den Ärzten sehr ähnlich sehen, die Sie hier für Ihre Zulassung als Arzt überprüft haben. Die Ärzte erinnern Sie außerdem an Ihren Vater, weil Sie sehr ernst, maskulin und unfreundlich sind. Diese Ärzte wollen Ihre Nase abschneiden, was Sie mit ihrer Familie mütterlicherseits assoziieren. Sie assoziieren also ‚Nase' mit ‚wissen' (engl.: ‚nose' und ‚knows'). Dann entkommen Sie knapp den Männern und sind plötzlich wieder in Ihrer Heimatstadt in Italien, wo alles friedlich ist und wo Sie mit Ihrer Familie zusammen sein können. Welche Gedanken kommen Ihnen in den Sinn, wenn Sie den Traum so noch einmal mit Ihren eigenen Assoziationen hören?"

Therapeutische Techniken

Der Therapeut versucht es dem Patienten zu erleichtern, sein eigenes Verständnis für die Bedeutung des Traums zu entwickeln. Durch die vorgegebene Struktur, die Traumbilder der Reihe nach abzuarbeiten, ist das Verhalten des Therapeuten direktiv. Nicht aber darin, dass er dem Patienten sagt, was der Traum bedeutet oder was er mit dem Traum anfangen soll. Nicht direktiv ist der Therapeut dahingehend, dass er keine speziellen Assoziationen im Sinn hat, zu denen er den Patienten leiten will. So versucht der Therapeut in dieser Phase, innerhalb des assoziativen Rahmens des Patienten zu bleiben, um es ihm zu erlauben, seine Schemata zu explorieren. Der Therapeut ist also direktiv im Prozess, aber nicht bezüglich des Outcomes. Um den Patienten in den Prozess zu involvieren und ihn eigene Assoziationen machen zu lassen, hilft es, eher wenige und offene Fragen zu stellen und zu reflektieren. Es gibt einige hilfreiche Grundfertigkeiten, um dem Patienten die Exploration zu erleichtern. Das sind offene Fragen, Reflexion von Gefühlen und unterstützendes Verhalten.

Offene Fragen

Offene Fragen sind das vorrangige Werkzeug, um Assoziationen hervorzurufen. Der Therapeut muss seine eigenen Projektionen und Gedanken über die Bilder zurückhalten und den Patienten durch eine Abfolge offener Fragen helfen, die Bilder mit ihren eigenen Assoziationen zu verknüpfen. Beispielsweise könnte er fragen:

- „Was ist ein Fahrstuhl?"
- „Ich frage mich, wie Sie sich fühlen, wenn Sie sich in einem weißen BMW-Cabrio vorstellen."
- „Was ist Ihre Erfahrung mit Ihrer Mutter, wenn sie so geht?"

Offene Fragen erfordern vom Patienten, dass er seine Gedanken und Gefühle anhand minimaler Hinweise durch den Therapeuten darüber, was er sagen „sollte", exploriert. Daher sollte sich der Therapeut darüber bewusst sein, dass diese Art zu fragen auch bedrohlich für manche Patienten sein kann, die zu sehr versuchen, ihrem Therapeuten zu gefallen. Es ist wichtig, die Fragen in einer behutsamen, respektvollen Art und Weise zu stellen, anstatt schnell fertig zu werden, ohne auf den Patienten zu achten.

Reflexion von Gefühlen

Wenn der Patient zu einem Bild assoziiert hat, kann der Therapeut die mit dem Bild assoziierten Gefühle reflektieren, sodass der Patient in die Erfahrung des Traums eintauchen oder eingetaucht bleiben kann. Es ist nicht von Bedeutung, viele Assoziationen zu einem bestimmten Bild zu machen. Wichtiger ist, dass der Patient dazu assoziiert, *wie* das Bild und die assoziierten Gefühle in dem bestimmten Traum waren. Den Träumenden zu befähigen, die Gefühle wieder zu erleben, hilft ihm, die Gefühle zu akzeptieren und zu verstehen. Des Weiteren können dadurch die affektiven und kognitiven Komponenten der Schemata aktiviert werden, sodass der Träumende sich über seine Reaktionen und Erinnerungen, die durch das Bild angeregt wurden, bewusster wird. Beispielsweise könnte der Therapeut sagen:

- „Sie klingen gerade aufgebracht, als ob Sie weinen möchten, wenn Sie sich die toten Blumen vorstellen."
- „Ihren Bruder zu sehen, wie er heiratet, muss aufregend für Sie gewesen sein."
- „Ich frage mich, ob Sie sich erleichtert gefühlt haben, weil Sie das Trinken vermeiden konnten, als Sie die ganze Wand voller Schnaps in Ihrem Traum gesehen haben."

Die Reflexion von Gefühlen ist eine ideale therapeutische Technik, um dem Patienten zu helfen, Zugang zu den emotionalen Aspekten des Traumbildes zu finden. Reflexionen zeigen dem Patienten, dass der Therapeut aktiv versucht, seine Erfahrung zu verstehen. Der Therapeut versucht in kollaborativer Weise die Gefühle des Patienten genau zu bestimmen. Wenn der Therapeut die Reflexionen versuchsweise darlegt (z.B. *„Ich frage mich, ob Sie sich ängstlich gefühlt haben, als*

Sie die Treppen schmelzen sahen.“), kann der Patient schauen, ob dieses Gefühl zu seiner inneren Erfahrung passt oder nicht. Die Gefühle zu reflektieren erfordert vom Therapeuten zu überprüfen, ob er die Äußerungen des Patienten verstanden hat und bietet die Möglichkeit, Feedback über Missverständnisse zu erhalten. Reflexionen über seine eigenen Aussagen zu hören, kann den Patienten dazu bringen, seine Gefühle nochmals zu prüfen und genauer zu beschreiben. Natürlich ist es wichtig, dass der Therapeut versucht, sich vorzustellen, was der Patient gefühlt haben muss und die Reflexion in einer sehr empathischen Art und Weise vermittelt. Reflexionen, die in einer standardisierten, mechanischen Art kommuniziert werden, sind nicht hilfreich.

Unterstützendes Verhalten

Geringfügige Ermutigungen (z. B. „*Mm hmm*“, „*Ich verstehe*“, „*Fahren Sie fort*“) und einladendes nonverbales Verhalten (nicken, angemessener Augenkontakt) sind in allen Phasen der Behandlung grundlegend, jedoch besonders während der Explorationsphase. Diese Verhaltensweisen zeigen dem Patienten üblicherweise das Engagement des Therapeuten. Außerdem helfen sie dem Patienten, in die herausfordernde Aufgabe, seine Assoziationen und emotionalen Reaktionen zu explorieren, involviert zu bleiben.

Seltener verwendete Interventionen

Während der Explorationsphase werden Interpretationen oder Konfrontationen weniger genutzt. Des Weiteren werden eher selten Informationen oder Tipps gegeben, was außerhalb der Sitzung getan werden kann. Interpretationen, Konfrontationen, Information und direkte Anleitung könnten vom eigentlichen Ziel ablenken, dem Patienten das Sich-Einlassen in den Explorationsprozess zu erleichtern. Sie erfolgen zu einem späteren Zeitpunkt der Arbeit mit Träumen.

Zeit für die Explorationsphase

Die Länge und Komplexität des Traums sowie die Fähigkeit des Patienten, die Bilder zu elaborieren, geben vor, wie lange der Therapeut in der Explorationsphase verweilen sollte. Ein einfacher Traum kann vielleicht nur wenige Minuten Exploration erfordern, vor allem, wenn der Patient nicht sehr elaborierend und offen dafür ist, die metaphorischen Teile des Traums zu untersuchen. Wenn allerdings der Traum lang und kompliziert ist, können auch zwei bis drei Stunden benötigt werden, um den Traum vollständig zu explorieren. Der Therapeut sollte so viel Zeit für diese Phase aufwenden, wie benötigt wird, um die Bedeutung der Bilder für den individuellen Träumenden zu verstehen.

Ausführliches Beispiel einer Traumexploration

Das folgende Beispiel (in Anlehnung an Hill, 1996, S. 79–89) zeigt, wie ein Therapeut (Th.) einer 44-jährigen Patientin (Pat.), deren Ehe annulliert wurde, durch die Explorationsphase führt. Sie kam aufgrund von Schmerzen und Depressionen infolge eines Unfalls und Unsicherheit im Umgang Kindern, die sie zu Hause betreut hat, sowie Wut auf ihren Exmann in die Therapie.

Beispiel: Traumexploration[1]

Der Traum: Ich gehe eine Straße entlang und komme an den schönsten Ort, den ich je gesehen habe. Es ist wirklich majestätisch. Es ist ein rundum grünes Panorama. Es sind weiße Schlösser in der Ferne zu sehen. Ich bin beeindruckt davon, wie schön diese Szene ist. Ich gehe weiter die Straße entlang und komme an eine Gedenkstätte oder sowas Ähnliches. Da sind drei oder vier Reihen von Soldaten, fast so wie in der Nussknacker-Suite. Ich frage mich, wer hier geehrt wird und dann merke ich, dass es die Luftwaffe ist.

Th.: „Erzählen Sie mir ein bisschen mehr über den Ort."

Pat.: „Ich erinnere mich nur an die vielen grünen Bäume, das grüne Gras, es ist einfach überall grün. Die weißen Schlösser sieht man nicht ganz, eher nur die Dächer und die Türme. Aber ich wusste einfach, dass es weiße Schlösser sind, so wie Märchenschlösser."

Th.: „Lassen Sie uns mit dem Grün anfangen. Wenn Sie an Grün denken, was kommt Ihnen in den Sinn?"

[...]

Pat.: „Nun ja, Vegetation, Gemüse, gesund."

Th.: „Was noch? Denken Sie noch ein wenig weiter als das. Was kommt Ihnen neben gesund und Vegetation noch in den Sinn?"

Pat.: „Ich habe gehört, grün sei auch eine beruhigende Farbe."

Th.: „Beruhigende Farbe. War das Grün im Traum beruhigend für Sie?"

Pat.: „Ja, sehr beruhigend. Es war genau das, was ich dachte, ‚Das ist so wunderschön'. Ich war friedlich."

Th.: „Was verbinden Sie mit der üppigen grünen Vegetation?"

Pat.: „Als ich ein kleines Mädchen war, hatten wir immer einen Garten und viel Gemüse dort angepflanzt. Und es war immer sehr grün und üppig."

Th.: „War die Landschaft im Traum ähnlich zu der Umgebung in Ihrer Kindheit?"

Pat.: „Nein, diese war eher flach."

1 Darstellung erfolgt in Anlehnung an Hill (1996, S. 79–89). Abdruck erfolgt mit Genehmigung von Guilford.

Th.: „So, dass man weit in die Ferne schauen konnte?"

Pat.: „Ja, es war weit in der Ferne, wo ich diese Schlösser gesehen habe."

Th.: „Erzählen Sie mir mehr über die Vegetation. Ich möchte, dass Sie assoziieren. Was fällt Ihnen bei der üppigen Vegetation ein?"

Pat.: „Reichlich zu essen."

Th.: „Okay, reichlich zu essen. Sie laufen den Weg entlang und gehen durch dieses üppige Grün. Was fühlen Sie?"

Pat.: „Ich erinnere mich daran, mich sehr ruhig und friedlich zu fühlen und zu denken ‚Toll, das ist der wunderschönste Ort, den ich je gesehen habe'. Es war so lebendig und real, als wäre ich wirklich da gewesen."

Th.: „Was ist Ihre Assoziation zu wunderschönen Orten?"

Pat.: „Ich habe so etwas nie gesehen. Es erinnert mich an einige Orte, wo ich gerne hingehen möchte, vor allem das Schloss."

Th.: „Haben Sie eine Ahnung, wo das war, der Ort in Ihrem Traum?"

Pat.: „Die Schlösser vielleicht in England. So stelle ich mir englische Schlösser vor. Dann waren da ja noch die Männer in ihren Uniformen. Ich denke, das ist wie eine Gedenkstätte, wo die Uniformierten Wache halten. ‚Was könnte das sein?' Dann sagte mir etwas im Traum, dass es Soldaten der Luftwaffe sind."

Th.: „Erzählen Sie mir ein bisschen mehr über die Soldaten. Können Sie sie beschreiben?"

Pat.: „Ich kann keinen genau beschreiben. Ich weiß nur, dass da drei oder vier Reihen von Soldaten waren und sie marschierten auf der Stelle."

Th.: „Ihre Uniformen haben Sie an das Nussknacker-Ballett erinnert?"

Pat.: „Ich erinnere mich an viel Blau."

Th.: „Wenn Sie an die Soldaten denken, was kommt Ihnen in den Sinn?"

Pat.: „Schutz, Sicherheit. Sie werden dich vor jemandem beschützen. Sie tragen auch Paradeuniformen. Sie wirken majestätisch, weil sie diese Uniformen tragen, fast so als würden sie eine Königin beschützen."

[...]

Th.: „Sicherheit, Schutz, was kommt Ihnen da in den Sinn?"

Pat.: „Ich war mal mit einem Polizisten zusammen und fühlte mich sehr sicher, wenn ich bei ihm war. Er hatte auch eine Waffe. Eigentlich hat er gar keine Uniform getragen, wenn wir zusammen waren. Aber ich habe ihn immer in Uniform gesehen und das gab mir Sicherheit."

Th.: „Und hier im Traum hatten Sie sogar eine ganze Armee von Soldaten, die Sie schützten."

Pat.: „Richtig."

Th.: „Was ist mit den Schlössern? Was kommt Ihnen in den Sinn, wenn Sie an die Schlösser denken?"

Pat.: „Nun, ich habe immer gesagt, weil ich Sternzeichen Löwe bin, habe ich das Gefühl, ich gehöre in ein Schloss. *(lacht)* Da sollte ich sein, in einem Schloss, so prunkvoll."

Th.: „Prunkvoll. Was noch?"

Pat.: „Das klingt böse, aber andere Leute zu haben, die sich um deinen Kram kümmern. *(lacht)* Also einfach königlich leben."

Th.: „Königlich."

[...]

Th.: „Also in Ihrem Traum gibt es jede Menge Symbolik. Es gibt viele Assoziationen mit Schönheit, Exklusivität, Luxus. Es ist sicher. Es ist ruhig. Es ist geschützt."

Pat.: „Das ist es, was ich möchte, alles davon."

[...]

Th.: „Also eine Königin des Schlosses."

Pat.: „Richtig. Wenn ich von Leuten unter mir spreche, meine ich nicht unbedingt, dass ich böse zu ihnen bin, aber einfach andere Leute, die da sind und mich bedienen *(lacht)* und mir das Leben schön machen."

Th.: „Das klingt sehr reizvoll."

Pat.: „Richtig *(lacht)*, ja."

Th.: „Sie sind beschützt, bedient und umgeben von allem, das schön ist, der schönste Ort, an dem Sie je waren."

Pat.: „Ich habe mich immer so gefühlt, als sollte ich eine Königin oder zumindest eine Prinzessin sein."

[...]

Th.: „Lassen Sie uns nochmals auf die Gedenkstätte zurückkommen. Was sind Ihre Assoziationen zu Gedenkstätten?"

Pat.: „Jemanden ehren, jemandem seinen Respekt zollen, an wichtige Personen oder Ereignisse erinnern, jemandem huldigen. Es war fast, als ob ich in Washington, D.C. wäre und mir die nationalen Gedenkstätten anschaue."

Th.: „Was noch?"

Pat.: „Ich weiß es nicht. Vielleicht ... als ich zu meinem Vater ans Grab ging, dachte ich, sein Grab sollte schöner aussehen. Es war eine Gedenkstätte für ihn. Eigentlich war es auf seinem Grab auch alles grün und wir haben alles Unkraut ausgezupft und haben ein paar Blumen niedergelegt. Es war wie eine Gedenkstätte für ihn."

Th.: „Es ist nicht nur *wie* eine Gedenkstätte, es ist eine Gedenkstätte."

Pat.: „Stimmt. Ich habe das Gefühl, es hätte hübscher aussehen müssen. Es macht mich ein bisschen traurig, dass wir es nicht immer hübsch machen, aber es ist so weit weg."

Th.: „Noch etwas, was Ihnen zu der Gedenkstätte in den Sinn kommt? Wenn ich vom Mars wäre und niemals von einer Gedenkstätte gehört hätte, wie würden Sie mir beschreiben, was eine Gedenkstätte ist?"

Pat.: *(seufzt)* „Überwiegend das, was ich gerade gesagt habe. Es ist dafür, jemandem Respekt zu zollen, der etwas Großartiges getan hat, etwas, das es wert ist, erinnert zu werden. Und es ist für alle zu sehen, dass diese Menschen großartig waren und sie können auch nach ihrem Tod noch gewürdigt werden."

[...]

Th.: „Lassen Sie uns mit den Gefühlen arbeiten, die diese verschiedenen Bilder hervorrufen. Sie sind an dem wunderschönsten Ort, den Sie je gesehen haben. Üppiges Grün, Schlösser. Soldaten in Paradeuniform."

Pat.: „Ich fühle mich ruhig und friedlich. In den letzten zehn Jahren wollte ich genau das, mich ruhig und sicher fühlen. Ich habe mir so oft gesagt, ‚Ich hätte einfach gerne meinen Seelenfrieden.' Ich habe mich selbst über die letzten Monate beruhigen können und fühle mich viel ruhiger als in der Vergangenheit."

Th.: „Gehen Sie zurück zu dem Platz, wo Sie in Ihrem Traum waren, zurück ins Grüne, die Straße mit all ihrer Üppigkeit und bleiben Sie da für eine Minute. Wie ist das?"

Pat.: „Es ist ruhig. Friedlich ist das beste Wort, um es zu beschreiben."

Th.: „Können Sie die Landschaft noch detailreicher beschreiben?"

Pat.: „Ich erinnere mich an viel Grün, das Gras war wirklich grün, und Bäume, aber kein Berg, nur viele Bäume und dann die weißen Schlösser, zumindest die oberen Teile."

Th.: „Wenn Sie einer dieser Bäume wären, was würden Sie sich selbst sagen?"

Pat.: „Komm her und sitz im Schatten. Setz dich eine Weile hin und ruh dich aus."

[...]

Th.: „Was würden Sie, als sich selbst, dem Baum antworten?"

Pat.: „Es ist wirklich schön hier zu sein. Es ist so still und friedlich. Ich würde gerne stundenlang hierbleiben. Ich möchte für immer so friedlich sein."

Th.: „Okay, nun sind Sie wieder der Baum. Würden Sie noch etwas anderes sagen?"

Pat.: „Du bist jetzt hier, also geh nicht zurück, bleib. Bleib hier mit uns, wir werden dich beschützen, wir werden dich lieben, du wirst hier glücklich sein."

Th.: „Okay und jetzt antworten Sie noch einmal dem Baum."

Pat.: „Du hast mich überredet. Ich werde niemals gehen. Ich könnte hier glücklich sein. Ich liebe die Bäume. Ich liebe all das Grün. Ich liebe das Gefühl, das ich habe, wenn ich hier bin."

Th.: „Wie fühlen Sie sich?"

Pat.: „Ruhig und friedlich und gelassen und so, als ob niemals etwas passieren könnte, dass mich schlecht fühlen lassen könnte, wenn ich hierbliebe."

Th.: „Wollen Sie bleiben?"

Pat.: „Ja, würde ich gerne. Ich habe immer davon geträumt in einer Hütte in den Bergen zu wohnen, wo niemand weiß, wer ich bin und einfach dort leben kann, weil ich mich dort ruhig fühlen und ich selbst sein könnte."

Th.: „Was interessant ist, ist, dass Sie im Traum nicht dort geblieben sind, Sie sind den Weg weiter gegangen, weg vom Schloss. Was hat Sie dazu bewegt, den ruhigen und gelassenen Baum zu verlassen, um zu der Gedenkstätte zu gehen?"

Pat.: „Es ist, als ob ich zu diesem Ort gehen muss, von dem ich nichts ahne. Irgendwo, wo ich hingehen soll, diese Straße entlang gehen und dann sehe ich es. Auch, wenn ich diesen Ort liebe, ist es, als ob ich trotzdem gehen muss. Als ich an die Gedenkstätte kam, versuchte ich zu interpretieren, was dieser Ort bedeutet."

Th.: „Wie sah die Gedenkstätte aus? Gab es ein Mahnmal, einen Gedenkstein?"

Pat.: „Nein, eigentlich waren da nur diese Reihen von Soldaten."

Th.: „Also waren sie selbst die Gedenkstätte?"

Pat.: „Genau, da gab es überhaupt kein Mahnmal. Ich weiß auch nicht, warum ich es eine Gedenkstätte nenne. Im Traum habe ich es so genannt."

Th.: „So hat es sich für Sie angefühlt."

Pat.: „Stimmt."

Th.: „Gibt es etwas, was Sie die Gedenkstätte fragen würden, etwas, was Sie einen der Soldaten fragen wollen? Irgendetwas, was Sie wissen wollen?"

Pat.: „Warum seid ihr in meinem Traum? Warum träume ich von der Luftwaffe?"

Th.: „Nun seien Sie selbst die Gedenkstätte. Nehmen Sie sich einen Moment, um sich vorzustellen, die Gedenkstätte zu sein. Und dann beantworten Sie Ihre Fragen."

Pat.: „Wir sind hier, um dir zu sagen, dass wir dich immer beschützen werden. Wir werden immer hier bei dir sein, um dich zu beschützen und um sicherzugehen, dass dir nie etwas passiert. Auch, wenn du nicht weißt, wer wir sind, werden wir dich immer beschützen."

Th.: „Hat das Ihre Frage beantwortet?"

Pat.: „Ja, so ziemlich. Was ich immer gefühlt habe, wenn ich in Schwierigkeiten war, ist, dass ich immer auch auf mich selbst zählen kann. Dass ich immer auf mich zählen kann, wenn ich auf niemanden sonst zählen kann. Also vielleicht sind die Soldaten in mir, nur habe ich das für einige Zeit vergessen."

[...]

Kommentar zum Beispiel: Der Therapeut nutzt viele verschiedene Interventionen, um den Traum zu explorieren: Wiedererzählen des Traums, Assoziationen, Verstärkung der Gefühle, die Bilder mit dem Wachleben verknüpfen und die Arbeit mit Konflikten im Traum (vgl. Tabelle 3). Der Therapeut hat es der Patientin erleichtert, eigene Assoziationen zu bilden. Der Therapeut hat auch viele Techniken genutzt, die aus der humanistischen Psychologie kommen, wie etwa die Übernahme der Rolle des Baumes oder der Gedenkstätte. Die therapeutische Beziehung war eng, der Therapeut sehr unterstützend und nicht wertend.

Tabelle 3: Bilder und Assoziationen aus dem vorliegenden Beispiel

Bilder	Assoziationen
Grün	Geld, Vegetation, Gemüse, gesund, beruhigende Farbe, Arztpraxis
Üppige grüne Vegetation	Der Garten im Süden, ausreichend zu essen
Wunderschöne Orte	Wunsch zu reisen, Schlösser in England
Soldaten	Drei bis vier Reihen, auf der Stelle marschieren, Nussknacker, Schutz, Sicherheit
Paradeuniformen	Autorität, höhere Position, Kontrolle über andere, war mit Polizisten zusammen
Schlösser	Ich gehöre in ein Schloss, Pracht, königlich leben, wunderschön, groß, großartig, Königin des Schlosses, Leute machen Sachen für sie, Autoritätsposition
Luftwaffe	Höher, Spiritualität, Schutz
Gedenkstätten	Zur Würdigung, Washington D. C. Gedenkstätte, Grab des Vaters, um einer großartigen Person Respekt zu zollen, nachdem er gestorben ist, gefangen in der Zeit

Fazit

Die Explorationsphase ist die wichtigste Phase der Traumarbeit, weil sie das Fundament für die folgenden Phasen darstellt. Da Träume Ereignisse im Wachzustand und Erinnerungen verknüpfen, sind sie für jede Person einzigartig und können daher nur verstanden werden, indem sie tiefgreifend mit der Person zusammen untersucht werden. Durch die Assoziationen, die mit einer emotionalen Aktivierung gemacht werden, kann der Patient die relevanten Schemata aktivieren, sodass diese neu strukturiert werden können. Der Therapeut braucht solide Grundkenntnisse über die Bedeutung jedes Bildes für den Patienten, um nachfolgend eine hilfreiche Interpretation des Traums zu ermöglichen. Innerhalb der Explorationsphase wendet der

Therapeut gegenüber dem Patienten wichtige Fertigkeiten an, um sorgfältig dessen Gefühle, Gedanken und Reaktionen zu jedem Teil des Traums zu explorieren. Die Explorationsphase verläuft also so, dass der Patient zunächst den Traum erzählt, vom Therapeuten nacheinander zu den Traumbildern und zu Assoziationen zu den Traumbildern gefragt wird, eine emotionale Aktivierung evoziert wird und schließlich die Traumbilder mit dem Wachleben verknüpft werden.

8.3 Einsichtsphase

Nachdem der Traum ausreichend exploriert wurde, beginnt die Einsichtsphase. In dieser Phase versucht der Therapeut, dem Patienten dabei zu helfen, alle Informationen aus der Exploration zusammenzuführen und somit die Bedeutung des Traums zu ermitteln. Dies führt zu einer besseren Selbsterkenntnis des Patienten. Diese Selbsterkenntnis und das Erschließen von Lösungsansätzen sind die Ziele der Traumarbeit.

„Einsicht“ ist ursprünglich ein Begriff aus der Psychoanalyse. Dort wird der Einsicht eine besonders wichtige Rolle beigemessen. Einsicht äußert sich beim Patienten in einem Gefühl, dass eine Interpretation passt, dass der Traum nun eine ganz neue Bedeutung hat, dass eine zuvor nicht gekannte Sichtweise auf den Traum angewendet werden kann. Einsicht kann oft plötzlich im Sinne eines „Aha-Erlebnisses“ entstehen. Im Zuge der Exploration ihrer Träume gelangen Patienten meist von allein zu einer inneren Einsicht, indem ihnen Gefühle bewusstwerden, die sie vorher nicht von sich kannten und diese nun in ihr Selbstbild und ihre existierenden Schemata integrieren müssen. Tabelle 4 informiert über die einzelnen Elemente und Methoden der Einsichtsphase (vgl. auch „Kurzgefasster Leitfaden zur Arbeit mit Träumen“ im Anhang auf S. 167 und auf der CD-ROM).

Tabelle 4: Einsichtsphase

Ziele	• Nutzung der Informationen aus der Exploration, um ein Verständnis des Traums zu ermöglichen. • Versuch, eine Bedeutung des Traums für den Patienten zu finden. • Restrukturierung der Schemata des Patienten, um die neuen Informationen unterzubringen. • Verwendung eigener Erfahrungen des Therapeuten, um das Bewusstsein des Patienten zu erweitern. • Aufrechterhaltung der therapeutischen Beziehung.

Tabelle 4: Fortsetzung

Arbeitsschritte	• Einleitung der Einsichtsphase: – Frage nach der Bedeutung des Traums, – Umformulieren des Traums mittels Assoziationen (optional). • Gemeinsam mit dem Patienten zu einem Verstehen des Traums unter Verwendung einer oder mehrerer der folgenden fünf möglichen Interpretationsniveaus gelangen: – Bezug zum Wachleben, – Teile des Selbst, – Erfahrungen in und über sich selbst, – Spirituelle Ansätze, – Beziehungsebene. • Den Patienten die Bedeutung des Traums zusammenfassen lassen.
Therapeutische Techniken	• Häufig verwendete Techniken: Interpretation, offene Fragen, Reflexion der Gefühle, kleine Ermutigungen. • Weniger häufig verwendete, aber bedeutsame Techniken: Konfrontation. • Selten verwendete Techniken: Information, direkte Anleitung.
Therapeutisches Verhalten	• kooperativ • fördernd

Auch die Einsichtsphase wird wieder vom Therapeuten eingeleitet und erklärt. Der Therapeut sollte darüber informieren, dass es nun darum geht, aus den zuvor in der Explorationsphase ausführlich besprochenen Traumbildern sowie mit deren Assoziationen und Bezügen zum Wachleben zu einer möglichen Bedeutung des Traums zu gelangen. Hierbei sollen vorrangig die Ideen und Interpretationen des Patienten genutzt werden. Wenn der Patient aber eher ratlos ist, was die Aussage, die Bedeutung des Traums sein könnte, kann der Therapeut unterstützend Vorschläge und Anregungen geben und diese auf ihre Gültigkeit hin durch den Patienten überprüfen lassen. Dies könnte etwa folgenderweise erfolgen:

> Nachdem wir nun Ihren Traum und die einzelnen Traumbilder sehr gründlich besprochen haben und auch gesehen haben, welche Assoziationen Sie mit den einzelnen Traumbildern verbinden und welche Bezüge diese Bilder zu Ihrem Wachleben haben, wollen wir nun versuchen, eine Bedeutung Ihres Traums zu finden. Damit ist gemeint, dass der Traum als Ganzes möglicherweise eine Bedeutung hat, die über die Bedeutung der einzelnen Bilder hinausgeht. Dass der Traum vielleicht einen höheren Sinn ergibt, so als ob man dem Traum ein Motto

oder eine neue Überschrift geben könnte. Ob diese vermutete Bedeutung zutreffend ist oder nicht, können natürlich nur Sie allein entscheiden. Aber meistens ist es so, dass man es spürt, ob eine solche Bedeutung passt oder nicht. Es ist, wie ein „Aha-Erlebnis". Wenn das so ist, haben Sie eine neue und weitergehende Einsicht in Ihren Traum gewonnen. Es kann auch sein, dass Ihr Traum mehrere Bedeutungen hat, die vielleicht unabhängig voneinander sind, oder sich aber auch ergänzen. Um zu einer Einsicht in Ihren Traum zu kommen, sollen Sie überlegen, was Sie glauben, was der Traum für Sie bedeuten könnte. Manchmal ist es schwer, dies herauszufinden. Ich kann Ihnen dabei auch helfen und meine Gedanken und Ideen dazu sagen, wenn Sie das möchten.

Arbeitsschritte

Einleitung der Einsichtsphase

Nach der Einführung in die Einsichtsphase wird der Therapeut den Patienten fragen, was er denkt, was der Traum bedeuten könnte. Das könnte zum Beispiel so geschehen:

Jetzt, wo Sie all diese Verbindungen und Assoziationen zum Wachleben aufgestellt haben, was denken Sie, könnte der Traum für Sie bedeuten?

Außerdem kann die Einleitung durch eine kurze Zusammenfassung der Exploration durch den Therapeuten eingeleitet werden, beispielsweise so:

Um den Traum noch einmal zu formulieren und zusammenzufassen und Ihre Assoziationen zu berücksichtigen: Sie waren in einem Geschäft, in das die Menschen gehen, um Dinge zu besorgen, wenn sie in Eile sind und wo sie häufig ungeduldig sind, zu bekommen, was sie wollen, um den Laden verlassen zu können. Sie sorgen sich häufig darüber, nicht genügend Geld zu haben, weshalb Sie Ihr Geld an ungewöhnlichen Orten verstecken, um sicher zu gehen, dass Ihnen das Geld nie ausgeht. In Ihrem Wachleben fühlen Sie sich häufig unter Druck einen sehr strikten Zeitplan zu verfolgen, um die Schule zu absolvieren. Sie haben ein Stipendium und konstante Geldsorgen. Also was denken Sie, könnte Ihnen der Traum über Sie selbst verraten?

In diesem Fall könnte dem Patienten durch die Zusammenfassung klarwerden, dass der Traum dessen Ängste bezüglich der Karriereziele und der finanziellen Unsicherheit aufzeigen soll. Hier können im Gegensatz zur Explorationsphase, in welcher man nah am exakten Trauminhalt festhält, auch der persönliche Eindruck des Therapeuten vom Patienten oder dessen bisherige ähnliche Erfahrungen mit einfließen. Der Therapeut sollte den Patienten an dieser Stelle auch mit möglichen Diskrepanzen konfrontieren. Wenn der Patient antwortet, sollte der Therapeut sorgsam zuhören, um eine Abschätzung der Introspektion des Patienten zu erhalten und den aktuellen Stand des Traumverständnisses des Patienten einschätzen zu können. Weiterhin geht es darum, zu beurteilen, wie hoch die Motivation des Patienten ist, eine andere Interpretation seines Traums zu hören, sowie zu ermitteln, zu welcher Interpretationsart sich der Patient „natürlich" hingezogen fühlt.

Zusammenarbeit mit dem Patienten auf den fünf Interpretationsniveaus

In Bezug auf das aktuelle Verständnis kann es sein, dass der Patient den Traum noch nicht im Ganzen verstanden hat. Er könnte ihn nur in Teilen verstehen oder ein sehr komplexes Verständnis des Traums haben. Sollte der Patient noch kein Verständnis seines Traums haben, aber darin weiterkommen wollen, muss der Therapeut entscheiden, welche Ebene der Interpretation es zu verfolgen gilt (siehe unten). Sollte der Patient den Traum teilweise verstehen, ist es für den Therapeuten entscheidend, darauf zu hören, welche Teile des Traums bei der Interpretation des Patienten ausgelassen werden. Die erste Arbeit des Therapeuten ist dann, dem Patienten zu helfen, die fehlenden Teile in die Interpretation zu integrieren und zu schauen, ob dies zu einem zusätzlichen Verständnis führt. Hat der Patient ein sehr umfassendes Verständnis seines Traums, kann der Therapeut fragen, ob der Patient mit seiner Interpretation zufrieden ist, oder ob er versuchen möchte, den Traum auf einer anderen Ebene zu verstehen. Dies unterliegt der Annahme, dass es für die meisten Träume mehr als eine Interpretation geben kann.

Wie bereits erwähnt, können der Therapeut und der Patient auf verschiedenen Interpretationsebenen an dem Verständnis des Traums arbeiten:

- *Wachleben:* Erstens kann der Traum bezüglich des *Wachlebens* interpretiert werden. Die Forschung zeigt, dass Träume typischerweise Sorgen aus dem Wachleben enthalten und die meisten Patienten von Natur aus diese Interpretationsebene ausfindig machen, daher ist es sinnvoll, mit dieser Ebene zu beginnen.

> **Beispiel: Marco (exemplarische Weiterentwicklung des Fallbeispiels auf S. 65)**
>
> Marco könnte der Gedanke kommen, dass sein Traum seine Probleme repräsentiert, ob er wirklich Arzt sein möchte und ob er in den USA leben oder zurück nach Italien ziehen soll, oder wie er mit seinen Eltern zurechtkommen soll. Außerdem könnte der Traum auf seine Unsicherheit bezüglich seiner Männlichkeit hinweisen.

Unter Umständen können nicht alle diese Themen in nur einer Sitzung vollständig bearbeitet werden, aber diese kurze Auflistung sollte die Reichhaltigkeit der Interpretationsmöglichkeiten eines Traums allein auf dem Niveau des Wachlebens verdeutlichen. Die Interpretation eines Traums auf der Ebene des Wachlebens kann Gedanken und Gefühle über die Vergangenheit und Zukunft beinhalten, insbesondere aber auch gegenwärtig aktuelle. Jedoch sind zurückliegende Erfahrungen nicht so einfach vom aktuellen Wachleben zu trennen; ebenso wie auch Gedanken an die Zukunft, sodass Vergangenes und Zukünftiges sich oft auch im Gegenwärtigen niederschlägt. Bei jüngeren bzw. weniger lang zurückliegenden Träumen sind die Details der Ereignisse im Wachzustand noch leichter zugänglich und daher eignen sich jüngere Träume besonders gut für die Interpretation auf der Ebene des Wachlebens. Dennoch können ältere Träume gleichermaßen bearbeitet werden, wenn sich die Patienten noch klar an die Ereignisse rund um den Traum erinnern oder wenn sie über die ungelösten Konflikte, die der Traum reflektiert, nachdenken können.

- *Anteile des Selbst:* Zweitens kann der Traum auf Basis der *Anteile des Selbst* interpretiert werden, indem Bilder oder Personen aus dem Traum als Teile der Persönlichkeit des Patienten und deren innerer Dynamiken gesehen werden können.

Beispiel: Marco (Forts.)

Marco könnte realisieren, dass die Männer mit den weißen Kitteln seine arrogante, unfreundliche Seite, die seinem Vater ähnelt, repräsentieren. Das Stück Nase, dass die Männer abschneiden wollen, könnte den Teil von Marco repräsentieren, den er gerne herausschneiden würde, der seiner Familie mütterlicherseits ähnelt – künstlerisch, gefühlvoll und sensibel. Über das Zusammenfügen der Ideen über die Anteile seines Selbst könnte Marco zu der Einsicht gelangen, dass seine maskulinen und femininen Anteile miteinander konkurrieren und es ihm somit schwermachen, herauszufinden, wer er ist und was er vom Leben erwartet. Es könnte im Laufe dieser Entdeckung hilfreich sein, Marco diese Anteile gestalterisch ausspielen zu lassen, sodass er zu einem tieferen Verständnis der Rollen dieser Anteile in seinem Leben gelangen kann.

- *Erfahrung in und über sich selbst:* Drittens kann der Traum als eine *Erfahrung in und über sich selbst* verstanden werden, ohne dass der Traum in etwas anderes übersetzt oder interpretiert werden muss.

Beispiel: Marco (Forts.)

Der Therapeut könnte mit Marco anhand dessen Gedanken bezüglich der Erfahrungen in seinen Träumen daran arbeiten, zu verstehen, was er über sich selbst herausgefunden hat. Es könnte Marco überraschen, herauszufinden, dass es ihn wütend gemacht hat, dass er sich von den Männern hat davonjagen lassen, anstatt ihnen gegenüberzutreten und direkt gegen sie zu kämpfen. Er könnte ebenso überrascht sein, dass er sich besser fühlte, wieder zurück in seiner Heimatstadt in Italien zu sein, im Gegensatz zu seinem Leben in den USA. Marco könnte erkennen, dass der Traum sein Existieren in der Welt reflektiert – dass er passiv in der Annäherung an die Welt ist und seinen Gefühlen wenig Beachtung schenkt. Er könnte sich bewusstwerden, dass er stärker im Hier und Jetzt leben sollte, mehr Aufmerksamkeit darauf verwenden sollte, was um ihn herum geschieht und seine Entscheidungen selbst treffen sollte unter Berücksichtigung dessen, was er wirklich will.

- *Spirituelle Ansätze:* Alternativ kann der Traum auch in Bezug auf *spirituelle Themen* betrachtet werden oder es kann untersucht werden, was der Traum bezüglich der Beziehung des Patienten zu einer höheren Macht oder zu existenzialistischen Themen (z.B. Sinn des Lebens) zu reflektieren scheint.

Beispiel: Marco (Forts.)

Im Versuch, den Traum aus einer spirituellen Sicht zu betrachten, könnte Marco seine Passivität bezüglich seiner Gedanken zu spirituellen und existenzialistischen Themen erkennen. Er wuchs katholisch auf und übernahm unreflektiert die autoritäre Position des Priesters, ohne je zu hinterfragen, was er selbst glaubt oder was er möchte. Folglich könnte Marco erkennen, dass er an seinen spirituellen Überzeugungen arbeiten sollte, er könnte überlegen, was das über ihn selbst aussagt und was er vom Leben erwartet.

- *Beziehungsebene:* Schließlich kann die *Beziehungsebene* als mögliche Bearbeitungsebene verwendet werden, z.B. wenn der Therapeut mit einem Paar statt einer Einzelperson arbeitet. In diesem Fall arbeitet der Therapeut mit einem Paar, um besser zu verstehen, was der Traum über dessen Beziehung aussagt.

Beispiel: Marco (Forts.)

Wäre Marco mit einem Partner oder einer Partnerin zusammen in der Therapie, könnten sie diskutieren, inwiefern der Traum die Tendenz von Marco, vor Problemen, die in der Beziehung aufkommen, zu flüchten, reflektiert. Die Rückkehr nach Italien könnte widerspiegeln, wie er automatisch Hilfe bei seiner Mutter sucht, sobald Probleme in der Beziehung aufkommen, anstatt mit seinem Partner oder seiner Partnerin darüber zu sprechen. Indem diese Themen ans Tageslicht befördert werden, kann das Paar beginnen, seine Partnerschaft auf einer tieferen Ebene zu besprechen. In einer weiteren Sitzung können sie den gleichen Prozess mit einem Traum von Marcos Partner oder Partnerin durchführen.

Wie dargestellt, arbeiten der Therapeut und der Patient folglich zusammen, um die Bedeutung des Traums auf der Basis der geschilderten Ebenen herauszufinden. Für die meisten Patienten ist der Start mit der Ebene des Wachlebens am angenehmsten und einfachsten. Mit einigen Patienten ist es sinnvoll und kann Freude bereiten, auf andere Ebenen zu gelangen. Die Aufgabe des Therapeuten in der

Einsichtsphase ist es, den Patienten zu ermutigen, zu überlegen, was der Traum bedeuten könnte und nach anderen Bedeutungen, über die er vielleicht bislang nicht nachgedacht hat, Ausschau zu halten. Schlägt also der Patient im ersten Teil der Sitzung eine mögliche Bedeutung vor, könnte der Therapeut dem Patienten helfen, zu evaluieren, ob diese Interpretation Sinn ergibt. Anschließend kann der Therapeut eine Variation der Bedeutung vorschlagen, welche der Patient wiederum modifizieren kann. Somit konstruieren Therapeut und Patient durch ihre Zusammenarbeit eine Interpretation, die Sinn ergibt und für den Patienten akzeptabel und hilfreich oder lehrreich ist.

Im Verlauf der Einsichtsphase nutzt der Therapeut seine eigene Einsicht in den Traum des Patienten, um diesem zu helfen, über seine Träume auf eine neue Art zu denken. Allerdings sollte der Therapeut dabei auf die Gefühle und das Wohlbefinden des Patienten achten. Der Therapeut muss stets bedenken, dass er nicht der Experte ist, der die Antwort darauf hat, was der Traum bedeutet. Er ist viel eher dazu da, dem Patienten das Erarbeiten und das Verstehen des Traums zu erleichtern. Dem Therapeuten sollte stets bewusst sein, dass er einen Patienten niemals komplett kennen kann, und folglich ist seine Einsicht immer vorläufig und damit Überarbeitungsgegenstand auf der Basis der Rückmeldungen des Patienten.

Ein Therapeut muss kreativ und flexibel sein und seiner Intuition sowie seinem individuellen therapeutischen Stil folgen, um dem Patienten mögliche Interpretationen für dessen Traum zu liefern. Er sollte aber ebenfalls empathisch und aufmerksam darauf achten, was der Patient verarbeiten kann. Möglicherweise sind nicht zu jedem Zeitpunkt der Therapie alle Bedeutungsinterpretationen des Therapeuten für den Patienten hilfreich oder akzeptabel. Es ist außerdem wichtig für den Therapeuten, sich seiner persönlichen Themen bewusst zu sein und dessen, wie diese eine Verzerrung der Interpretation bewirken können und im ungünstigsten Fall einen negativen Einfluss auf den therapeutischen Prozess haben könnten.

Merke

Es ist nicht möglich, ein Maß für die Genauigkeit oder Richtigkeit der Interpretationen anzugeben, da man nicht das exakte Ereignis aus dem Leben des Patienten rekonstruieren kann. Ebenso wenig kann man prüfen, wie diese Erfahrungen in kognitive Schemata eingelagert sind. Tatsächlich ist es zweifelhaft, dass die „wahre" Bedeutung eines Traums je erzielt werden kann. Eher ergibt es Sinn, Therapeut und Patient als Konstrukteure einer Bedeutung des Traums auf Basis der verfügbaren Informationen zu betrachten. Daher sollte man anstelle von Genauigkeit, eher vom Wert der Trauminterpretation für den therapeutischen Prozess sprechen. Die Interpretation ist gut, wenn sie auf den Großteil der Komponenten des Traums zutrifft, für den Patienten Sinn ergibt, eine direkte Handlungsimplikation in der nächsten Phase vorgibt und dem Patienten hilft, etwas im Wachleben zu verändern.

Den Patienten den Traum zusammenfassen lassen

Am Ende der Einsichtsphase ist es häufig sinnvoll, den Patienten zu bitten, die Hauptthemen oder Bedeutungen des Traums noch einmal in ein bis zwei Sätzen zusammenzufassen. Die Zusammenfassung hilft dem Patienten, nochmals festzuhalten, was er über seinen Traum gelernt hat. Darüber hinaus hilft die Art und Weise, wie der Patient die Interpretation des Traums zusammenfasst, dem Therapeuten, zu erfahren, welche Aspekte der Patient aus der Interpretation nicht erwähnt oder nicht so gut verstanden hat. Außerdem ermöglicht sie dem Therapeuten einzuschätzen, ob der Patienten dazu bereit ist, zur Handlungsphase überzugehen.

Die Zusammenfassung eines Traums nach der Einsichtsphase könnte beispielsweise wie folgt aussehen:

Beispiel: Marco
(exemplarische Weiterentwicklung des Fallbeispiels auf S. 65)

„Der Traum handelt von meinen Minderwertigkeiten. Es sind die Minderwertigkeiten als Arzt. In Italien war ich anerkannter Arzt, hier behandelt man mich wie einen Hilfsarbeiter. Aber auch meine Minderwertigkeiten als Mann. Ich fürchte mich in gewisser Weise vor starken Männern, Respektspersonen, weil ich mich ihnen nicht ebenbürtig fühle als Mann. Aber der Traum ist nicht nur negativ und zieht mich runter, er hat auch eine positive Botschaft, er sagt mir, dass ich irgendwo Frieden und Sicherheit finden kann. Das wäre ganz bestimmt in Italien. Aber vielleicht auch hier in den Staaten. Vielleicht sollte ich einfach mehr wagen, meine Nase mehr in etwas reinstecken, ich weiß, ich kann es hier auch schaffen. Ich sollte mich mehr auf meine Stärke besinnen und mich nicht durch die fremden Männer abschrecken lassen. Nur weiß ich noch nicht, wie ich das machen soll."

Therapeutische Techniken

Interpretation

Die wichtigste therapeutische Technik, um zu mehr Einsicht in die Träume zu gelangen, ist die *Interpretation*. Die Interpretation geht über das vom Patienten offensichtlich Berichtete hinaus und bietet eine neue Bedeutung oder Erklärung für Verhalten, Gedanken und Gefühle. Somit lassen sich Muster oder zugrunde liegende Themen, sowie Widerstände aufdecken und Verknüpfungen zu vergangenen Ereignissen schaffen. Diese Optionen äußert man beispielsweise indem man sagt:

Ich frage mich, ob Sie den Tod fürchten, weil Ihre Mutter krank ist.

Nicht jeder Traum gibt eine unmittelbare Interpretation vor und nicht jeder Patient wird mit jeder vorgeschlagenen Interpretation einverstanden sein. Sollte eine Interpretation nicht gleich erreicht werden, sollte diese nicht erzwungen werden. Vielmehr ist es sinnvoll, zu warten und das Thema gegebenenfalls bei einem weiteren Traum zu vertiefen. Eine Reihe von Träumen vermittelt häufig ein besseres Verständnis der zugrunde liegenden Konflikte als es ein einzelner Traum kann.

Therapeuten sollten bei dieser Technik jedoch stets darauf achten, dass sie nicht versuchen, dem Patienten ihre eigenen Interpretationen aufzudrängen, denn dies erstickt den Interpretationsprozess und erschwert es dem Patienten, Verantwortung für seine Träume zu übernehmen. Eigene Vermutungen über den Traum sollten zwar nicht ignoriert werden, aber der Therapeut sollte in der Lage sein, sie auszublenden, falls er falsch liegt, oder der Patient noch nicht bereit dazu ist, einer Interpretation zu folgen.

Konfrontation

Konfrontation stellt die Diskrepanzen oder Widersprüche, die dem Patienten nicht bewusst sind, heraus und bringt ihn dazu, diese näher zu beleuchten oder zu korrigieren. Sie fordert den Patienten auf, seine Annahmen auszudehnen und zu überdenken. Konfrontationen können an dieser Stelle nützlich sein, um dem Patienten zu verdeutlichen, dass er unangenehme Themen meidet oder um seine Abwehr zu durchbrechen. Es gibt keine konkreten Implikationen aus der Forschung, wie Konfrontation übermittelt werden sollte, jedoch erscheint ein vorsichtiger, unterstützender und nicht ablehnender Stil sinnvoll. Zum Beispiel könnte der Therapeut sagen:

- Ich frage mich, ob Ihnen bewusst ist, dass Sie, obwohl Sie sagen, dass Sie gerne die mögliche Verbindung zwischen Ihrem Bild von einem grausamen Monster und Ihrer Mutter verstehen möchten, jedes Mal wenn ich es anspreche, ganz still werden und nichts mehr sagen.
- Auch wenn Sie sagen, dass gerade alles in Ihrem Leben gut zu laufen scheint, enthalten Ihre Träume dennoch eine Menge Gefahren und dunkle Vorahnungen. Ich frage mich, wie das für Sie zusammenpasst?

Häufig sind vor allem noch unerfahrene Therapeuten bei der Verwendung von Konfrontationen zögerlich, da sie fürchten, dem Patienten zu nahe zu treten. Wenn die Patienten jedoch nicht mit ihren maladaptiven Schemata konfrontiert werden, ist es schwer für sie, diese zu verändern. Die Kunst ist es, die Konfrontation so anzubringen, dass der Patient sie annehmen kann und sich unterstützt fühlt.

Fördernde Interventionen

Wie bereits in der Explorationsphase, ist auch in der Einsichtsphase die Haupttätigkeit des Therapeuten das Stellen offener Fragen (z. B. *„Was denken Sie, könnte der Traum bedeuten?“*), die Reflexion der Gefühle (z. B. *„Es klingt, als würde es Sie sehr verletzen, daran zu denken, dass Ihre Mutter nicht für Sie da ist.“*) und die minimale Bestätigung (*„Mm hmm“* oder nonverbale Reaktionen). Neben der Interpretation und Konfrontation ist es also wichtig, die Exploration neuer Aspekte des Trauminhalts zu fördern.

Seltener verwendete Interventionen

In der Einsichtsphase sollten allerdings nur selten Themen, die konkrete Verhaltensabsichten oder direkte Handlungsanweisungen beinhalten, angesprochen werden, wie etwa, was der Patient gerne anders machen würde oder wie er etwas anders machen sollte. Diese Überlegungen und Interventionen sollten der Handlungsphase vorbehalten bleiben.

Ausführliches Beispiel zur Arbeit in der Einsichtsphase

Im folgenden Beispiel (in Anlehnung an Hill, 1996, S. 105–108) handelt es sich um eine 30-jährige verheiratete Frau (Pat.) ohne Kinder, die dabei war, ihr eigenes Dekorationsgeschäft zu eröffnen, nachdem sie zuvor einige Jahre als Angestellte gearbeitet hatte. Ihre derzeitigen Probleme waren wiederholte depressive Episoden, die in Zusammenhang mit der Geschäftsgründung und dem Aufbau von Verbindungen zu Personen, mit denen sie arbeiten wollte, standen. Ihre 43-jährige Therapeutin (Th.) hatte eine humanistisch-psychodynamischen Orientierung. Die beiden arbeiteten über eine halbe Stunde an der Explorationsphase und erkundeten jedes Bild des Traums. Das Beispiel setzt an der Stelle ein, an der die Therapeutin die Einsichtsphase einleitet.

Beispiel: Einsichtsphase[2]

Der Traum: Ich hatte mich für zwei Kurse angemeldet. Ich konnte nie pünktlich zum einen der Kurse kommen, da ich den Raum nie finden konnte. Wenn ich ihn fand, kam ich immer viel zu spät dort an. Daraufhin wurde ich der Klasse verwiesen. Ich nahm jedoch noch an einem weiteren Kurs teil und hatte den Eindruck, dort wirklich gut zu sein. Ich war mit einigen anderen im Raum und wir arbeiteten zusammen an einem Projekt. Das gegnerische Team befand sich auf der anderen Seite des Flurs in einer Art Glasabteil. Doch die Tür

2 in Anlehnung an Hill (1996, S. 105–108). Abdruck erfolgt mit Genehmigung von Guilford.

des Raums war nur angelehnt und ich versuchte, ein wenig zu erkennen, woran sie gerade arbeiteten und, ob wir eine Chance hätten, sie zu schlagen. Ich sah ein wenig und empfing keine guten Schwingungen aus dem Raum. Meine ehemalige Chefin war auch dort drin. Ich verließ den Raum und ging hinüber, um meine Note für diesen Kurs abzuholen. Ich lief also über den Campus und dachte „Wow, wirklich schade, dass ich aus dem einen Kurs ausgeschieden bin!" Ich konnte nicht nachvollziehen, weshalb ich den Raum nie finden konnte und aus der Gruppe ausgeschlossen werden musste. Ich ging durch die Tür des Raums, wo man die Noten einsehen konnte und sah, dass ich durchgefallen war. Ich war wirklich geschockt, da ich das Gefühl hatte, wirklich gut in dem Kurs gewesen zu sein. Ich ging raus und begann zu rennen und zu rennen und sprang über eine Steinmauer. Ich dachte „Wieso bin ich so schlecht in einem Kurs, in dem ich sicher war, zu bestehen?" Dann ging ich zurück zu dem Raum, in dem die anderen Menschen waren und erklärte ihnen „Ich kann es nicht glauben, ich dachte, ich würde gute Arbeit leisten, aber das habe ich nicht." Sie waren ebenso geschockt wie ich, da auch sie dachten, ich würde gut arbeiten.

Th.: „Lassen Sie uns den Traum noch einmal durchgehen und ihn anhand Ihrer zuvor genannten Assoziationen neu definieren. Sie sprechen darüber, sich in einem begrenzten, eingesperrten Bereich zu befinden und dass Sie Ihren Weg nicht finden können. Sie sind verloren, verwirrt und haben zum Teil das Gefühl, den Kontakt zu den Dingen zu verlieren. Sie assoziieren den Raum zudem mit Kameradschaft durch die gemeinsame Arbeit an dem Projekt. Zu spät zu einem Kurs zu kommen, löst Gefühle von Verwirrung und Unverantwortlichkeit aus und das kindliche Gefühl, etwas zu vergessen. Den Kurs zu wechseln ist eine Form des Aufgebens, sich der Verwirrung hinzugeben und nicht in der Lage zu sein, nach Hilfe zu fragen, oder zuzugeben, dass Sie sich verirrt haben. Zwischen den beiden Räumen besteht dieser Wettkampf, welchen Sie als Druck und Stress wahrnehmen. Da ist dieses Bedürfnis, zu gewinnen. Wenn Sie gewinnen, ist dies sehr bestärkend, jedoch wirkt auch der Druck sehr stark auf Sie. Wenn Sie durch das Glas blicken, ist dies eine schützende Barriere, doch dieses Gefühl von Schutz ist nicht echt. Sie können zwar zum Teil hineinsehen, doch es ist eine falsche Trennung. Ich frage mich, was diese falsche Schutztrennung für Sie bedeuten könnte?"

Pat.: „Ich denke, es hat damit zu tun, dass ich nicht mehr an meiner alten Arbeitsstelle bin, aber immer noch mit ihr verbunden bin, da sie mir viel Geld schulden. Sie versuchen uns auf legale Weise einzuschüchtern, damit wir aufhören, das Geld zu fordern. Ich fühle mich nun sicherer, wo ich von dieser Arbeit weg bin, aber dieser Schutz ist nicht echt, es ist eine falsche Barriere, da ich diese Verbindung wegen des fehlenden Geldes weiterhin aufrechterhalte."

Th.: „O.k., da ist außerdem der Flur, welchen Sie als eine Art neue Straße beschreiben, mit einer Trennung, welche man betreten und wieder verlassen kann, da ist eine offene Tür, welche man als Eingang und Ausgang verwenden kann. Wenn die Tür nur angelehnt ist, ist es als würden Sie neugierig hineinspähen. Sie sehen zwar ein wenig, empfangen jedoch gleichzeitig diese negativen Schwingungen, was Ihnen seltsam erscheint. Sie wollen zwar einerseits alles sehen, würden dann jedoch all die negativen Gefühle aufnehmen, was Sie als negativ und unharmonisch wahrnehmen und daher annehmen, dass dieses Projekt nicht so gut ist, wie Ihr eigenes. Da ist keine Kreativität zu erkennen. Wenn Sie in das alte Geschäft spähen, sehen Sie Ihre ehemalige Chefin und verspüren eine Anspannung. Wenn Sie an sie denken, denken Sie an Eitelkeit, Falschheit und Geldprobleme und auch an eine Bedrohung. Gibt es da jemanden in Ihrem aktuellen Leben, der Ihrer Chefin in dieser Hinsicht ähnelt?"

Pat.: „Mein Bruder Jack ist in letzter Zeit etwas wahnsinnig geworden. Er ist ihr wirklich sehr ähnlich geworden inzwischen. Ich hatte vor einigen Wochen einen Konflikt mit ihm. Wir hatten ein Familientreffen darüber, wie es mit meinem Vater weitergehen soll. Wir sind dabei, das Haus zu verkaufen, daher müssen wir für ihn eine neue Wohnung finden. Jedes Mal, wenn ich meinen Mund geöffnet habe, um etwas zu sagen, sagte er ‚Oh, komm mal runter!' Schlussendlich warf ich ihm an den Kopf ‚Wenn du das noch einmal zu mir sagst, weiß ich wirklich nicht, was ich tue, aber du kotzt mich an, dein Verhalten ist absolut unverschämt!' Er ist der einzige, der mir einfällt, mit dem ich einen Konflikt dieser Art hatte, abgesehen von meiner ehemaligen Chefin. Seitdem hat er nicht angerufen oder mich besucht, um die neuen Geschäftsräume zu sehen oder Ähnliches."

Th.: „Ihre Beziehung ist also aktuell etwas entfremdet."

Pat.: „Wir hatten bereits ein Problem im letzten Sommer. Wir hatten einen wirklich üblen Streit. Als ich angerufen habe, um es wiedergutzumachen, sagte er, er würde nur noch in Begleitung eines Psychologen mit mir sprechen wollen. Ich stimmte zu, da ich dachte, das könnte ihm helfen, also gingen wir gemeinsam zum Psychologen. Also es stimmt, ich hatte Probleme mit ihm in der Vergangenheit, also könnte er etwas mit meinen Träumen zu tun haben."

Th.: „Dann verlassen Sie die Szene und assoziieren dieses Verlassen mit Abenteuerlust und Erwartungen, Sie fragen sich, was Sie dort erwarten könnte. Ebenso verbinden Sie es aber auch mit verlassen und separiert sein und Traurigkeit ..."

Pat.: „Das entspricht genau dem, was ich gefühlt habe, als ich meinen alten Job aufgab. An dem Tag, als ich meine Kündigung abgeben wollte, wurde ich entlassen, weil meine Chefin es erfahren hatte. Ich weinte und sie umarmte mich und so. Sie war damals total falsch, denn zwei Wochen später wurde sie ganz schön gemein. Trotzdem war ich traurig, dort wegzugehen, da ich dort für so viele Jahre gearbeitet hatte. Ich kannte auch ihren Mann, er war wirklich nett. Er sorgte dafür, dass das Geschäft gut lief und ich mochte ihn wirklich. Ich erzählte meiner Chefin, dass es sich fast anfühlte, als würde ich eine gute Freundin verlieren, einfach weil ich dort für so viele Jahre gearbeitet hatte und die Arbeit immer gut war. Sie umarmte mich und drehte sich sozusagen gleich darauf um, um ihren Anwalt einzuschalten, um uns unser Geld nicht zurückzahlen zu müssen und mich und meinen Partner bei anderen zu verleumden. Es war schrecklich."

Th.: „Sie hat also immer noch Einfluss auf Sie in gewisser Weise."

Pat.: „Ja."

Th.: „Wenn Sie für sich selbst in ein bis zwei Sätzen zusammenfassen müssten, was der Traum für Sie bedeuten könnte, wie würden Sie das tun?"

Pat.: „Der Traum hat definitiv etwas damit zu tun, wie ich mich in letzter Zeit gefühlt habe. Er gibt alles was in letzter Zeit passiert ist in Kürze wieder. Was ich daraus verstehe ist, dass mein Leben sich aktuell in Aufruhr befindet und ich einige Schritte unternehmen muss, damit ich mich wieder besser fühle. Ich denke, dass es noch tiefer geht, zu meiner inneren Verwirrung, dass ich den Kontakt zu mir selbst verloren habe und nicht immer das Gefühl habe, dass mir jemand hilft, dieses Gefühl von Verwirrung abzustellen. Obwohl ich immer gut war in dem, was ich getan habe, bin ich voller Unsicherheit. Ich habe stetig Angst, etwas falsch zu machen, vor allem wenn ich eigentlich von mir erwarte, dass ich es können muss. Meine älteren Brüder sind vielleicht der Grund für diese Unsicherheit, denn sie werfen mir häufig so einiges vor. Sie haben mich emotional oft fertig gemacht, ganz ähnlich wie es jetzt meine Ex-Chefin getan hat."

Th.: „Es klingt fast, als würde es immer noch so ablaufen, dass Ihr Bruder Sie niedermacht und auffordert, still zu sein und nicht weiter zu sprechen."

Pat.: „Genau, so fühle ich mich auch immer noch, wenn ich mit ihm spreche. Ich fühle mich generell öfter so in sozialen Situationen. Ich habe manchmal das Gefühl, dass das, was ich zu sagen habe nicht so wichtig ist, wie das, was andere sagen oder dass es Leuten egal ist, ob ich dabei bin oder nicht."

Th.: „Wie in dem Kurs, in dem Sie zwar angemeldet waren, Sie jedoch niemand beachtet hat, also war es egal, dass Sie nicht hingegangen sind."

Pat.: „Genau."

Kommentar: Die Therapeutin macht sehr lange und ausführliche Bemerkungen zu einer möglichen Interpretation, noch bevor die Patientin ihre eigene Sicht der möglichen Bedeutung des Traums darstellen kann. Das ist nicht so gut. Es gelingt dann aber, dass die Patientin erkennt, dass der Traum ihre innere Zerrissenheit darstellt. In Bezug auf frühere Ereignisse wird der Konflikt mit dem Bruder sichtbar. Der ja auch in Analogie zu der Ex-Chefin gesehen wird. Es fehlt in diesem Beispiel leider auch eine Zusammenfassung der Einsichtsphase, sodass etwas unklar bleibt, was die eigentliche Einsicht der Patientin in den Traum ist. Hier würde eine Reformulierung gut helfen können, die Einsicht noch klarer zu machen und sie unter ein Motto zu stellen (vgl. Kapitel 8.4).

Fazit

In der Einsichtsphase ist es an der Zeit, zusammenzuführen, was der Träumende und der Therapeut über den Traum herausgefunden haben. Das Rohmaterial für diese Phase ist der ursprüngliche Traum, die Assoziationen zu den einzelnen Bildern, die emotionale Erregung, die mit diesen Bildern verbunden ist, sowie die Verknüpfung der Bilder mit dem Wachleben. Zusätzlich bringt nun der Therapeut seine Eindrücke über den Träumenden und dessen Dynamiken und Biografie mit ein. Der Traum kann auf vielen verschiedenen Ebenen verstanden werden. Die Einsicht kann mit der Veränderung bestehender Schemata einhergehen, da die Patienten ihre Gedanken und ihr Verständnis von sich selbst überdenken müssen. Da einzelne Teile des Traums meist besser verstanden werden als andere, ist es üblich, dass der Therapeut und der Patient auch noch einmal rückwirkend Teile des Traums gründlicher explorieren, die bisher noch nicht verstanden wurden, sodass durchaus auch ein Wechselspiel zwischen den Phasen der Exploration und der Einsicht entstehen kann.

8.4 Reformulierung des Traums

Die Reformulierung des Traums geht über das Zusammenfassen hinaus. Sie hat zum Ziel, den Traum bzw. seine Bedeutung auf einer abstrakteren Ebene zu formulieren. Dazu können nochmals einzelne Traumbilder in abstrahierter Weise beschrieben werden, die dann zu einem neu formulierten Ganzen zusammengefügt werden. Es soll damit ein Motto des Traums entwickelt werden. Tabelle 5 gibt eine detaillierte Übersicht über die einzelnen Elemente und Methoden der Reformulierung (vgl. auch „Kurzgefasster Leitfaden zur Arbeit mit Träumen“ im Anhang auf S. 168 und auf der CD-ROM).

Tabelle 5: Reformulierung des Traums

Ziele	• Den Traum auf einer abstrakten Ebene formulieren. • Erarbeitung eines neuen Verständnisses des Traums auf einer „höheren“ Ebene als auf der Ebene der Interpretation in der Einsichtsphase.

Tabelle 5: Fortsetzung

	• Die Überleitung von der Einsicht in die Handlung soll erleichtert werden. • Den Traum „auf den Punkt bringen". • Die therapeutische Beziehung vertiefen.
Arbeitsschritte	• Den Traum auf einer abstrakteren Ebene formulieren. • Dem Traum ein Motto geben. • Das Ergebnis in das Traumprotokoll eintragen (optional).
Therapeutische Techniken	• Häufig genutzte Techniken: offene Fragen, Konfrontationen, Ermutigungen, direkte Anleitung. • Weniger häufig verwendete, aber bedeutsame Techniken: Interpretation.
Therapeutisches Verhalten	• kooperativ • fördernd

Die Anweisung für die Einleitung der Reformulierung könnte wie folgt lauten:

Ich schlage Ihnen vor, dass wir zum Inhalt Ihres Traums zurückkehren. Könnten Sie ihn bitte nochmals beschreiben, aber dabei andere, allgemeinere Begriffe verwenden? Geben Sie Ihre Definition jeden Elements (z. B. sagen Sie statt „meine Nachbarin" „eine uninteressante Hausfrau") oder nennen Sie eine abstrakte Bezeichnung (z. B. „Stufen der Veränderung" statt „Treppen runter gehen") oder benennen Sie seine Funktion (z. B. „etwas, das Zugang bietet" statt „Tür"). Ich werde Ihnen helfen, indem ich ein paar Vorschläge mache, aber nur Sie können entscheiden, ob sie relevant oder irrelevant sind.

So, wie die Zusammenfassung des Traums, die Interpretation der einzelnen Traumbilder auf einer höheren Stufe beschreibt, geht die Reformulierung wieder auf eine höhere Ebene als die Zusammenfassung. Die Zusammenfassung des Traums beschreibt die Einsicht in den Traum oft noch auf einer konkreten und anschaulichen Ebene (z. B. dass Marcos Traum von seinen Minderwertigkeitsgefühlen handelt und von einem Ort, wo er Frieden und Sicherheit finden kann), während die Reformulierung diese Einsicht noch zu verallgemeinern versucht (z. B. im Fall von Marco, dass der Traum sein Existieren in der Welt widergespiegelt hat und dieses Existieren ein Kampf zwischen kraftvoll-männlichen und gefühlvoll-weiblichen Anteilen ist). Nicht immer wird es aber möglich sein, eine über die zuvor stattgefundene Interpretation und Zusammenfassung hinausgehende Reformulierung zu finden. Dies ist vor allem dann nicht der Fall, wenn die Interpretation und Zusammenfassung schon auf einem sehr hohen Allgemeinheitsgrad oder Abstraktionsniveau erfolgte.

Eine Reformulierung des Traums im Anschluss an die Einsichtsphase könnte etwa wie folgt aussehen:

Beispiel: 30-jährige Patientin (exemplarische Weiterentwicklung des Fallbeispiels auf S. 85)

Th.: „Nachdem Sie jetzt einige Zusammenhänge Ihres Traums mit den Ereignisses bei der Kündigung durch Ihre Ex-Chefin und dem Verhalten Ihres Bruders erkannt haben und vermuten, dass der Traum Ihre innere Zerrissenheit und Ihren Aufruhr in diesen Bereichen widerspiegelt, welches Motto würden Sie dem Traum geben?"

Pat.: „Wie meinen Sie das, ein Motto?"

Th.: „Überlegen Sie sich eine Überschrift, die den Traum als Ganzes gut beschreibt. Sodass Sie mit einem Wort oder mit einem kurzen Satz den Traum charakterisieren können."

Pat.: „Oh, das ist schwer, da war doch so viel in dem Traum, was zu meinem Leben und meinen aktuellen Problemen passt. Aber ich versuche es mal. Ich würde sagen, das Motto des Traums ist: Wie ich mich in letzter Zeit gefühlt habe."

Th.: „Das ist schon sehr gut. Aber das ist noch etwas unbestimmt. Könnten Sie das auch noch etwas abstrakter formulieren. Was ist das Wesentliche daran, wie Sie sich in letzter Zeit gefühlt haben?"

Pat.: „Meine innere Verwirrung und dass ich den Kontakt zu mir verloren habe."

Th.: „Sehr schön. Und wie ließe sich das in einer prägnanten Überschrift zusammenfassen. Denken Sie vielleicht auch nochmals an ein paar markante Bilder aus dem Traum."

Pat.: „Etwa so ‚Ich renne von einer Chance zur nächsten und bleibe dabei auf der Strecke.' Meinen Sie so etwas."

Th.: „Ja, genau. Ich glaube, jetzt haben Sie ein sehr gutes Motto für Ihren Traum. Passt dieses Motto auch Ihrer Einschätzung nach zu dem Traum."

Pat.: „Ja, das tut es. Das trifft es eigentlich sehr gut. Aber mir ist gerade noch die Geschichte vom Hasen und vom Igel eingefallen. Wissen Sie, da wo der Hase ein Wettrennen mit dem Igel macht, aber immer verliert, weil der Igel immer schon vor ihm am Ziel ist. So komme ich mir vor und so war es auch im Traum."

Th.: „Dann ist vielleicht ‚Die Geschichte vom Hasen und vom Igel' das ideale Motto für Ihren Traum?"

Pat.: „Genau. Das ist es. Das ist genau auf den Punkt getroffen."

Th.: „Wissen Sie übrigens, wie die Geschichte vom Hasen und vom Igel endet?"

Pat.: „Ja, am Ende bricht der Hase erschöpft zusammen und ist tot."

8.5 Handlungsphase

Das Ziel der Handlungsphase besteht darin, dem Patienten zu helfen, das in den vorherigen Phasen Gelernte zu erweitern, um die Möglichkeit einer Veränderung zu erkunden und um anschließend an der Entwicklung von Handlungsplänen zu arbeiten. Die Handlungsphase kann damit beginnen, dass der Therapeut den Patienten fragt, welche Veränderungen er oder sie im Traum unternehmen möchte. Weil der Patient den Traum ursprünglich erschaffen hat (auch wenn das nicht bewusst oder willentlich geschah), kann er ihn auch ändern. Tabelle 6 informiert über die einzelnen Elemente und Methoden der Handlungsphase (vgl. auch „Kurzgefasster Leitfaden zur Arbeit mit Träumen“ im Anhang auf S. 169 und auf der CD-ROM).

Tabelle 6: Handlungsphase

Ziele	• Ergebnisse der vorherigen Phasen dazu verwenden, um Veränderungen im Leben des Patienten anzustoßen. • Handlungspläne nutzen, um Änderungen in den Schemata des Patienten zu konsolidieren. • Die therapeutische Beziehung vertiefen und die Veränderungsmotivation steigern.
Arbeitsschritte	• Den Patienten bitten, den Traum zu ändern. • Übertragung von Veränderungen im Traum auf Veränderungen im Wachleben. • Den Patienten den Handlungsplan zusammenfassen lassen. • Transfer in die Therapie. • Ein Ritual entwickeln, um den Traum zu würdigen (optional). • Dem Patienten helfen, herauszufinden, wie mit dem Traum weitergearbeitet werden kann (optional). • Die Handlungspläne in das Traumprotokoll eintragen (optional).
Therapeutische Techniken	• Häufig genutzte Techniken: offene Fragen, geringfügige Ermutigungen, Reflexionen von Gefühlen, direkte Anleitung, Information. • Selten genutzte Techniken: Interpretation.
Therapeutisches Verhalten	• kooperativ • erleichternd

Wie bei den vorangegangenen Phasen, wird auch die Handlungsphase wieder vom Therapeuten eingeleitet und erläutert. Der Therapeut sollte darüber informieren, dass es in dieser letzten Phase der Arbeit am Traum darum geht, die in der Einsichtsphase gewonnene Einsicht über die mögliche Bedeutung des Traums zu nutzen, um daraus Handlungen, also Veränderungen im Wachleben abzuleiten. Dies kann direkt erfolgen oder über einen „Umweg“, indem zuerst der Traum (in der Vorstellung) geändert wird, und zwar so, dass er das zuvor erarbeitete Problem oder den zuvor erkannten Konflikt nicht mehr aufweist. Dies soll nach Möglichkeit vor allem durch ein verändertes Verhalten des Patienten (im Traum) erreicht werden, nicht durch Zufall oder äußere Hilfen. Wenn Handlungspläne für das Wachleben entwickelt wurden, sollen diese in der KVT, in die die Arbeit mit Träumen ja meistens eingebettet ist, weiterverfolgt werden. Dies könnte etwa folgenderweise erfolgen:

Sie haben nun eine mögliche Bedeutung Ihres Traums erkannt. Ich habe den Eindruck, dass es Sie sehr beeindruckt hat, welche Bedeutung der Traum haben kann. Jetzt wollen wir uns aber nicht damit zufriedengeben, eine solche Einsicht gewonnen zu haben, sondern wir wollen diese auch nutzen, um damit etwas zur Bewältigung Ihres Problems beizutragen. Ich werde Sie daher in diesem letzten Schritt der Arbeit an Ihrem Traum bitten, sich zu überlegen, wie Sie die gewonnene Einsicht darauf verwenden können, etwas in Ihrem Leben zu ändern, damit das angeklungene Problem nicht mehr besteht. Manchmal ist es schwer, gleich Lösungen oder Verhaltensweisen im realen Leben zu finden. Deshalb können wir auch damit beginnen, dass Sie zunächst Ihren Traum in Ihrer Vorstellung so verändern, damit das Problem nicht mehr besteht oder dass Sie damit besser zurechtkommen. Manchmal ist es ja leichter, sich in seiner Fantasie eine Lösung auszudenken, also zu überlegen, wie Sie sich den Traum anders wünschen würden. Und dann können wir ja schauen, ob und wie sich das, was Sie sich für Ihren Traum ausgedacht haben, auch auf Ihr Problem im Wachleben übertragen lässt. Ist es klar, was ich meine?

Und Ihre Therapie geht ja auch weiter, wenn die Arbeit an diesem Traum abgeschlossen ist. Insofern können wir auch schauen, ob manche Handlungspläne oder Verhaltensweisen, die Sie aus der Einsicht in Ihren Traum gewonnen haben, dann auch für die Therapie insgesamt genutzt werden können. Und natürlich werde ich mich bemühen, Sie auch in der weiteren Therapie darin zu unterstützen, dass Sie die bei der Arbeit mit Ihren Träumen aufgedeckten Schwierigkeiten und Probleme angehen und bewältigen *können*.

Arbeitsschritte

Den Patienten bitten, den Traum zu ändern

Wenn der Therapeut den Patienten bittet, das Ergebnis des Traums zu ändern, könnte er vorschlagen, dass er irgendwelche Einschränkungen entfernen könnte, um den Traum auf andere Weise beenden zu können, z. B.:

Wenn Sie den Traum in irgendeiner Weise ändern könnten, wie Sie es wünschen, was ist Ihre Fantasie, also wie würden Sie das ändern wollen?“

Manchmal bleiben Patienten einfach darin stecken, über Möglichkeiten nachzudenken, um ihre Träume zu ändern. Vielleicht fühlen sie sich von den Emotionen überwältigt oder hilflos, selbst ihre Träume zu verändern. Es ist nicht ungewöhnlich, dass man bezüglich eigener Probleme oder deren möglicher Lösung funktional gebunden ist und auf manche, für Außenstehende naheliegende Lösungsmöglichkeiten daher nicht kommt. In solchen Fällen könnte der Therapeut dem Patienten mitteilen, wie welche Ideen zum Traum ihn in den Sinn kommen, z. B.:

Wenn es mein Traum wäre, würde ich mich nach dem Streit mit meinem Freund versöhnen wollen. Wie würde sich das für Sie anfühlen? Oder was würden Sie machen wollen?

Patienten zu ermutigen, den Traum zu ändern, ist aus zwei Gründen wichtig: Erstens wird so die Kontrolle und „Verantwortung“ des Patienten betont, die dieser über seine Träume hat, und die er folglich in jeder Art und Weise ändern kann, so wie er es möchte. Diese Möglichkeit der Veränderung des Traums kann dem Patienten ein Gefühl der Selbstwirksamkeit vermitteln. Zweitens kann der Therapeut die Veränderungsbereitschaft und -kompetenz des Patienten durch das, was er über die Veränderung seiner Träume sagt, besser beurteilen.

Beispiel: Marco
(exemplarische Weiterentwicklung des Fallbeispiels auf S. 65)

Marco könnte beispielsweise sagen, dass er sich umdrehen und den Männern, die ihn verfolgen, gegenübertreten und sich verteidigen würde, weil er es nicht mag, wenn er wegläuft. Dadurch könnte der Therapeut feststellen, dass Marco bereit ist, an seiner Selbstsicherheitsproblematik zu arbeiten.

Übertragung von Veränderungen im Traum auf Veränderungen im Wachleben

Der nächste Schritt beinhaltet die Übertragung von Veränderungen im Traum auf Veränderungen im Wachleben. Der Therapeut hilft dem Patienten zu explorieren, welche Veränderungen im Traum Veränderungen entsprechen, die der Patient in seinem Leben tatsächlich machen möchte.

Beispiel: Marco (Forts.)

Zum Beispiel könnte Marco entscheiden, dass er gegenüber männlichen Autoritäten in seinem Leben durchsetzungsfähiger sein möchte. Der Therapeut könnte dann ein Selbstsicherheitstraining mit Marco durchführen und bestimmte Situationen üben, in denen sich Marco selbstsicherer verhalten kann.

Den Patienten fehlen oft spezifische Fähigkeiten, um Veränderungen vorzunehmen. Daher muss der Therapeut möglicherweise Verhaltenstechniken (z.B. Verhaltensübungen, Exposition, soziales Kompetenztraining, Verstärkung) anwenden, um den Patienten zu helfen, sich anders zu verhalten. Aus diesem Grund sollten Therapeuten mit Interventionen zum Aufbau und zur Veränderung von Verhalten vertraut sein, was bei KVT-Therapeuten ja üblicherweise der Fall ist.

Veränderungen im Wachleben können auch direkt thematisiert werden, ohne dass zuvor der Traum in eine gewünschte Richtung verändert wird. Dieses Vorgehen ist effizient und dann angezeigt, wenn sich aus der Einsichtsphase schon klare Handlungsimplikationen ableiten lassen und diese dem Patienten bewusst sind. Dann ist es nicht nötig, den Umweg über die vorausgehende Veränderung des Traums zu wählen. In diesem Fall würde direkt aus der Einsicht übergeleitet zu der Frage, was der Patient tun sollte und tun könnte, um sein Problem zu lösen oder zu mindern.

Beispiel: Marco (Forts.)

Marco würde also nicht zuerst den Traum dahingehend verändern, dass er sich umdreht und sich den ihn verfolgenden Männern entgegentritt, sondern er würde gleich zu der Auffassung kommen, dass er durchsetzungsfähiger werden möchte und mithilfe des Therapeuten Mittel finden, dieses Ziel zu erreichen. Der Therapeut könnte also mit Marco z.B. ein Training zur Förderung der sozialen Kompetenz durchführen.

Den Patienten den Handlungsplan zusammenfassen lassen

Schließlich kann der Therapeut den Patienten bitten, nochmals zusammenzufassen, was er aus seinen Träumen gelernt hat und was er in seinem Leben anders machen will. Dies ermöglicht dem Patienten, sich klar zu verdeutlichen, was er aus seinen Träumen gelernt hat und zu überlegen, welche Veränderungen er angehen möchte. Darüber hinaus hilft es dem Therapeuten zu beurteilen, was der Patient aus der Sitzung mitnimmt, und festzulegen, welche zusätzliche Behandlung notwendig ist.

Transfer in die Therapie

Die Zusammenfassung des Handlungsplans leitet nahtlos in die Überführung der Arbeit mit Träumen in die Therapie über, in die eine Arbeit mit Träumen ja in aller Regel eingebunden ist. Aus der Handlungsphase ergeben sich üblicherweise konkrete Handlungsschritte und Verhaltensweisen, die im Rahmen der KVT erlernt, geübt und umgesetzt werden können. Somit greift die (fortlaufende) Therapie häufig Ergebnisse der Arbeit mit Träumen auf, um sie therapeutisch umzusetzen.

Ein Ritual entwickeln, um den Traum zu würdigen (optional)

Der Therapeut kann mit dem Patienten diskutieren, wie der Traum zum Beispiel durch ein Ritual (einen symbolischen Akt) gewürdigt werden könnte, falls der Patient resistent gegenüber Veränderungen im Wachleben ist oder dieser Schritt auf andere Weise hilfreich erscheint. Hill (2003) hat festgestellt, dass der Traum und seine Interpretation oft einen sehr beachtlichen Einfluss auf den Patienten haben, der verstärkt und erweitert werden kann, wenn der Therapeut die Bedeutung eines Rituals betont, durch das der Traum gewürdigt wird.

> **Beispiel: Marco (Forts.)**
>
> Marco könnte beispielsweise ein Bild von einer Nase über seinen Schreibtisch hängen, um sich daran zu erinnern, dass seine Nase (Identität) abgehackt wird, wenn er nicht vorsichtig ist.

Hilfestellung bei der Weiterbearbeitung des Traums (optional)

Darüber hinaus kann es manchmal sinnvoll sein, dem Patienten zu helfen, darüber nachzudenken, wie er außerhalb der Therapie weiter an seinem Traum arbeiten könnte. Patienten, die gerne schreiben, könnten beispielsweise ein Traum-Tagebuch führen, in das sie ihre Träume und die von ihnen daraus abgeleiteten Einsichten und gegebenenfalls Handlungsimplikationen eintragen. Andere Patienten, die andere Modalitäten bevorzugen, könnten gebeten werden, ein Bild des Traums zu zeichnen oder einen Tanz zu kreieren. Im Anschluss an das Zeichnen oder Tanzen sollten sie notieren, welche Reaktionen das Zeichnen oder Tanzen bei ihnen ausgelöst hat, damit diese in der nächsten Sitzung besprochen werden können.

Therapeutische Techniken

Der Therapeut sollte sich während der Handlungsphase immer bewusst sein, dass er Patienten lediglich darin unterstützt, Handlungen zu erforschen, es geht nicht darum, Handlungen zu diktieren. Anders ausgedrückt bedeutet dies, dass der Therapeut gegenüber den Veränderungsplänen der Patienten oder tatsächlichen Verhaltensveränderungen in ihrem Wachleben wertneutral bleiben sollte. Seine Aufgabe ist, dem Patienten zu helfen, ernsthaft darüber nachzudenken, ob und was er tatsächlich ändern will, anstatt ihn zur Verhaltensänderung zu drängen. Patienten sind oft nicht dazu bereit, sich zu verändern oder haben im Vergleich zu ihren Therapeuten sehr unterschiedliche Vorstellungen davon, was eine Veränderung bedeuten würde. Daher besteht die Aufgabe der Therapeuten darin, Patienten zu helfen, ihre Möglichkeiten zu erkunden, Entscheidungen darüber zu treffen, ob und wie sie sich ändern wollen, und sie dann darin zu unterstützen, spezifische Veränderungsstrategien umzusetzen.

Wie bei den anderen beiden Phasen sind die häufigsten Interventionen in der Handlungsphase offene Fragen (z. B. *„Wie möchten Sie Ihren Traum ändern? Was könnten Sie in Ihrem Leben anders machen, um das gute Gefühl zu bekommen, welches Sie in Ihrem Traum hatten?"*). Außerdem sind Reflexionen von Gefühlen und minimale Ermutigungen wichtig, um Patienten zu helfen, zu klären, wie sie sich bezüglich der verschiedenen Handlungsschritte fühlen. Der Therapeut kann vielleicht auch mögliche Handlungsideen anbieten oder gelegentlich Handlungsschritte vorschlagen, sodass diese Ideen gemeinsam diskutiert und Handlungsschritte ausgewählt werden können, die für den Patienten am besten geeignet erscheinen.

Ausführliches Beispiel zur Arbeit in der Handlungsphase

Dieses Beispiel ist eine exemplarische Fortführung der in der Einsichtsphase präsentierten Therapiesitzung (vgl. Kapitel 8.3). Durch die Explorations- und Einsichtsphase erfuhr die Patientin, dass ihr Traum vom Versagen in einem Kurs mit den aktuellen Sorgen über ihre Beziehung zu ihrer Ex-Chefin und den vergangenen Sorgen über ihren respektlosen Bruder zusammenhing. Die Handlungsphase beginnt, nachdem die Patientin zusammengefasst hat, was sie aus dem Traum gelernt hat.

Beispiel: 30-jährige Patientin (exemplarische Weiterentwicklung des Fallbeispiels auf S. 85)

Th.: „Wenn Sie den Traum in irgendeiner Weise ändern könnten, was würden Sie anders machen?"

Pat.: „Vielleicht hätte ich, anstatt zu meinen Freunden und meiner Familie zu rennen und das Ganze mit ihnen zu diskutieren, mit meinem Professor sprechen und ihn fragen sollen ‚Was ist das Problem, warum bin ich durchgefallen, was habe ich falsch gemacht?'. Aber es ist schwer für mich, jemandem gegenüberzutreten, der sich meines Misserfolges bewusst ist. Eine weitere Parallele ist, wenn ich mit einem Kunden arbeite und ein Fehler auftritt, ich mir die Frage stelle, ob es meine Schuld oder die des Kunden ist. Es ist sehr schwer für mich, den Kunden zu konfrontieren, weil ich die Sorge hätte, sein Selbstvertrauen zu schädigen."

Th.: „Daher sind die Erwartungen oder Sichtweisen von Fremden Ihnen gegenüber sehr wichtig für Sie."

Pat.: „Ja, ich denke da stehe ich gerade. Ich musste mich immer nach dem Maßstab verhalten, wie die Leute es von mir erwartet haben, da mir die Anleitung fehlte, herauszufinden, wie ich selbst agieren würde."

Th.: „Wie sollten Sie das denn auch wissen? Es wurde Ihnen niemals vorgelebt. Was Sie jetzt gerade machen ist, zu versuchen, das herauszufinden, was sehr mutig ist."

Pat.: „Ich bin mit meiner Schwester am Wochenende spazieren gegangen. Sie hat mir die Augen darüber geöffnet, wie sehr uns unser Bruder emotional missbraucht hat und wie wenig unsere Eltern uns angeleitet haben. Dies geschah, während ich schon bei Ihnen in Therapie war. Dies hat viele Fragen beantwortet. Ich habe festgestellt, dass meine Schwester es genauso erlebt hat wie ich. Darüber zu sprechen hat mir klar gemacht, dass ich nicht die Einzige bin, die davon betroffen ist. Es ist wirklich etwas passiert und nicht nur in meiner Fantasie."

Th.: „Es ist nicht Ihre Schuld, es sind die Umstände, also das, was passiert ist."

Pat.: „Genau."

Th.: „Wie fühlt es sich an, das zu wissen, mit Ihrer Schwester zu sprechen und bestätigt zu werden?"

Pat.: „Es fühlte sich wirklich gut an."

Th.: „Gibt es irgendetwas, was Sie konkret oder auch symbolisch tun könnten, um diesen Traum anzuerkennen, und etwas tun, um in irgendeiner Weise auf den Traum zu reagieren?"

Pat.: „Ich dachte, ich komme hierher und besuche einen Kurs in Betriebswirtschaft. Es scheint der logische Schritt zu sein. Dies würde wahrscheinlich viel helfen. Vielleicht sollte ich mit meinem Partner sprechen und versuchen, keine Angst zu haben, dass er das Vertrauen in mich verliert. Ich wette, dass er die gleichen Ängste hat wie ich und er auch Angst hat, es mir zu sagen."

Th.: „Wahrscheinlich."

Pat.: „Ich denke, ich sollte mit ihm sprechen."

Th.: „Wie können Sie das machen? Wollen Sie einen Zeitrahmen für sich selbst festlegen?"

Pat.: „Es ist wirklich schwer, über irgendetwas im Büro zu sprechen, weil wir alle zusammen wie eine große Familie arbeiten, also denke ich, wir sollten vielleicht nach der Arbeit außerhalb des Büros persönlich sprechen. Das würde wahrscheinlich funktionieren."

Th.: „Vielleicht sollten Sie aufschreiben, was Sie sagen möchten, bevor Sie sprechen."

Pat.: „Das ist eine gute Idee, um meine Gedanken zu ordnen."

Th.: „Genau. Wir kommen jetzt zum Ende der Sitzung. Wie fühlen Sie sich in Bezug auf den Traum und die Arbeit, die Sie heute geleistet haben?"

Pat.: „Mir sind die Dinge viel deutlicher geworden. Es hat wirklich etwas gebracht."

Fazit

Basierend auf Änderungen in den Schemata aus der Trauminterpretation ergibt sich die Richtung für eine Verhaltensveränderung entweder auf natürliche Weise oder sie wird durch den Therapeuten angeregt. Die Umsetzung von Handlungsplänen ist nur nach einer gründlichen Durchführung der Explorations- und Einsichtsphase angemessen und wenn der Patient dazu bereit ist, Verhaltensänderungen anzugehen.

Viele Arten von Veränderungen sind möglich. Das Ende des Traums zu ändern ist oft ein nützlicher Schritt, um Menschen zu befähigen, sich überhaupt für die Möglichkeit einer Veränderung in ihrem Leben zu öffnen. Patienten können auch angeregt werden, weiter mit ihren Träumen zu arbeiten. Das Einbeziehen eines Rituals kann helfen, den Patienten bewusst zu machen, dass er etwas aus dem Traum gelernt hat, und dies kann wiederum die Motivation beim Patienten erhöhen, den Lauf seines eigenen Lebens zu verändern.

Letztendlich geht es darum, Patienten zu helfen, ihre Symptome zu reduzieren, sich sicherer im zwischenmenschlichen Verhalten zu fühlen und mit ihrer Lebenssituation insgesamt zufriedener zu werden. Erkenntnisse, die aus der Trauminterpretation gewonnen wurden, können dazu genutzt werden, Patienten zu helfen, Bereiche ihres Lebens in Richtungen zu verändern, die sie glücklicher und produktiver machen. Dabei kann es notwendig sein, Patienten neue Verhaltensweisen zu vermitteln, die sie bisher nicht in ihrem Verhaltensrepertoire (Entspannung, Durchsetzungsfähigkeit, Lernfähigkeit, Kommunikationsfähigkeit) hatten. Oft müssen Patienten auch darin bestärkt werden, Fähigkeiten zu nutzen, die sie bereits besitzen, aber bisher unzureichend nutzen (Ressourcenaktivierung).

8.6 Anwendung der Trauminterpretation in der Therapie

Die gründliche Interpretation eines einzelnen Traums dauert oft 90 bis 120 Minuten. Die meiste Zeit (ca. 30 bis 45 Minuten) wird generell für die Explorationsphase benötigt, die verbleibende Zeit verteilt sich ungefähr hälftig auf die Einsichts- und Handlungsphase. Der erhebliche Zeitaufwand für die Explorationsphase ist gerechtfertigt, da hier die Daten für die Einsicht- und Handlungsphase gesammelt werden. Es ist jedoch auch wichtig, dass noch ausreichend Zeit für die Einsichts- und Handlungsphase verbleibt, da beide typischerweise notwendig sind, um den Patienten ein Gefühl der Vervollständigung des Trauminterpretationsprozesses zu geben.

Obwohl es ideal ist, einen Traum in einer 120-minütigen Sitzung zu interpretieren, wird dies oft so nicht realisiert, da sich Therapeuten an die typischen 50-minütigen Sitzungen halten. Wenn die Arbeit mit einem Traum auf zwei Sitzungen aufgeteilt wird, empfiehlt es sich, in der ersten Sitzung die Explorationsphase und in der zweiten Sitzung die restlichen Phasen durchzuführen.

Davon abweichend schlagen Hill, Nakayama und Wonnell (1998) für ein zwei Sitzungen umfassendes Vorgehen vor, nur einen Teil des Traums zu nutzen und anhand dieses Teils alle Phasen der Interpretation in einer Sitzung durchzuführen. In der nächsten Sitzung wird dann mit einem anderen Traumteil ebenso verfahren. Dies hat nach Hill und Kollegen den Vorteil, sich in der zweiten Sitzung nicht wieder in das Ergebnis der Exploration einarbeiten zu müssen.

Das von Hill und Kollegen vorgeschlagene Vorgehen hat jedoch den Nachteil, dass möglicherweise nicht alle relevanten Teile des Traums exploriert werden und zur Sprache kommen (zumindest in der ersten Sitzung), sodass die Gefahr groß ist, zu keinen oder weniger zielführenden Einsichten und Handlungsplänen zu kommen. Aus diesem Grund ist bei der Durchführung der Trauminterpretation in zwei getrennten Sitzungen zu empfehlen, zunächst den gesamten Traum zu explorieren und dann erst mit den anderen Phasen zu beginnen, auch wenn dies den Mehraufwand des Wiederhineindenkens in das Ergebnis der Exploration in der zweiten Therapiesitzung mit sich bringt.

Oft stellt sich die Frage, ob es bestimmte Patienten gibt, mit denen eine Arbeit mit Träumen nicht ratsam ist. Empirische Forschungen der Arbeitsgruppe um Clara Hill deuten darauf hin, dass die Entscheidung, ob eine Arbeit mit Träumen durchgeführt werden soll, von der Einstellung des Therapeuten und des Patienten zu dieser Methode abhängt. Therapeuten und Patienten mit einer positiven Einstellung gegenüber Träumen sind diejenigen, die am ehesten mit Träumen arbeiten wollen. Der einzige Vorbehalt ist, dass Therapeuten wahrscheinlich keine Trauminterpretation mit Patienten durchführen können, die einen schlechten Zugang zur Realität haben, die psychotisch sind, die keinen kohärenten Traum erzählen können oder die sich nicht auf den Trauminterpretationsprozess konzentrieren können.

9 Evaluation der Arbeit mit Träumen

Das Modell von Hill zur Arbeit mit Träumen ist sehr gründliche und intensiv empirisch überprüft und evaluiert worden. Diese Untersuchungen fanden größtenteils an gesunden studentischen Stichproben und zu einem geringeren Teil an klinischen Gruppen statt. Jedoch gab es in den Studien oft nur eine Sitzung der Arbeit mit Träumen, sodass die Effekte der Therapiemethode eher unterschätzt werden, da davon ausgegangen werden kann, dass bei einer umfangreicheren oder gründlicheren therapeutischen Arbeit mit Träumen noch deutlichere Effekte auftreten. Im Folgenden sollen die Evaluationsergebnisse der Arbeitsgruppe um Hill und eigene Evaluationsergebnisse des in diesem Buch vorgestellten Modells zur Wirkung und Wirksamkeit der Arbeit mit Träumen vorgestellt werden.

Vorab sind methodische Probleme und Fragen bei der Evaluation der Arbeit mit Träumen zu benennen. Die Effekte der Arbeit mit Träumen (als Outcome-Maß) sind nicht einfach zu erfassen, wenn die Arbeit mit Träumen in eine größere therapeutische Intervention integriert ist, sodass die Effekte der einzelnen therapeutischen Interventionen gegeneinander abgegrenzt werden müssen, was in der Praxis relativ schwer ist. Viele Studien beschränken sich daher auf die Erfassung der Effekte der Arbeit mit Träumen, wenn diese nicht in einen anderen therapeutischen Kontext eingebunden ist, sondern nur diese Methode durchgeführt wird. Auch beschränkten sich viele Studien aus methodischen Gründen auf Maße der wahrgenommenen Sitzungsqualität, auf die Einstellungen zu Träumen und auf eher kurzfristige Ziele und Gewinne durch die Traumarbeit. Eine weitere methodische Frage stellt die Überprüfung verschiedener unabhängiger Variablen dar, die Einfluss auf die Effekte der Arbeit mit Träumen haben können, wie etwa die Patienten- und Therapeutenvariablen (also beispielsweise die Offenheit der Patienten für ihre Träume oder die Einstellung der Therapeuten zu Träumen oder andere Persönlichkeitseigenschaften von Patient und Therapeut) oder die Art der Psychotherapie (therapeutisches Verfahren, therapeutisches Setting).

Als abhängige Variablen für die Wirksamkeit der Arbeit mit Träumen wurden in aller Regel Fragebögen verwendet, welche die Sitzungsqualität erfassen (sowohl aus der Sicht des Patienten als auch des Therapeuten), die Einstellung zu Träumen erheben (in aller Regel nur nach der therapeutischen Intervention), die therapeutische Beziehung sowie die Einsichts- und Handlungsgewinne durch die Arbeit mit Träumen erfassen. Darüber hinaus wurden Variablen wie die Lebenszufriedenheit, allgemeines Wohlbefinden und interpersonelle Beziehungen erfasst. Die hierfür verwendeten Fragebögen wurden zum Teil speziell für die Evaluation der Arbeit mit Träumen entwickelt.

Allgemein lässt sich aufgrund der zahlreichen Evaluationsstudien der Arbeitsgruppe um Hill sagen, dass im Vergleich zu anderen, „regulären" Therapiesitzungen (in denen also keine Arbeit mit Träumen stattfindet), die Arbeit mit Träumen zu höheren Werten bezüglich Einsicht, der Sitzungsqualität und Sitzungstiefe, einer besseren Therapeut-Patient-Beziehung und zu mehr Handlungsgewinnen führt (z. B. Hill & Goates, 2004; Hill & Knox, 2010; Pesant & Zadra, 2004). Ähnliche Effekte zeigten sich auch, wenn das Therapieverfahren in Paartherapien oder Gruppentherapien angewandt wurde (Cogar & Hill, 1992; Falk & Hill, 1995).

9.1 Abhängige Variablen

9.1.1 Sitzungsqualität

Die Sitzungsqualität in den durchgeführten Studien wurde in der Regel mit dem Session Evaluation Questionnaire (SEQ; Stiles, 2002; Stiles & Snow, 1984, vgl. Vorlage im Anhang auf S. 171 und auf der CD-ROM) und der Session Evaluation Scale (SES, Hill & Kellems, 2002, vgl. Vorlage im Anhang auf S. 172 und auf der CD-ROM) erhoben. Der SEQ erfasst die Sitzungsqualität mit bipolaren Adjektivpaaren anhand der Dimensionen Sitzungstiefe und Sitzungsflüssigkeit. Der SES erfasst die Sitzungsqualität anhand von vier Likert-skalierten Items, die aufsummiert bzw. gemittelt werden sowie einem separaten Item zur generell erlebten Wirksamkeit der Sitzung.

Durchgängig in allen Untersuchungen zur Evaluation der psychotherapeutischen Arbeit mit Träumen hat sich ergeben, dass diese eine klare und positive Wirkung auf die Sitzungsqualität hat. Verglichen mit einer häufig verwendeten supportiven und empathischen Traumbesprechung, schätzten die Patienten oder Probanden die Sitzungsqualität (Tiefe, Flüssigkeit, Wirksamkeit) als höher ein (z. B. Hill, Diemer, Hess, Hillyer & Seeman, 1993; Hill & Goates, 2004; Hill et al., 1997; Rochlen, Ligiero, Hill & Heaton, 1999). Ebenso wurde in den Studien die Einschätzung der Sitzungsqualität durch die Therapeuten erhoben. Die positiven Einschätzungen der Therapeuten decken sich mit denen der Patienten. Sowohl die Patienten als auch die Therapeuten scheinen demnach die Qualität einer therapeutischen Sitzung besser zu beurteilen, wenn über Träume gesprochen wird, als wenn über andere Themen gesprochen wird.

In einer Studie wurden Personen, die kürzlich den Verlust einer nahestehenden Person erlitten hatten, psychotherapeutisch über mehrere Therapiestunden ent-

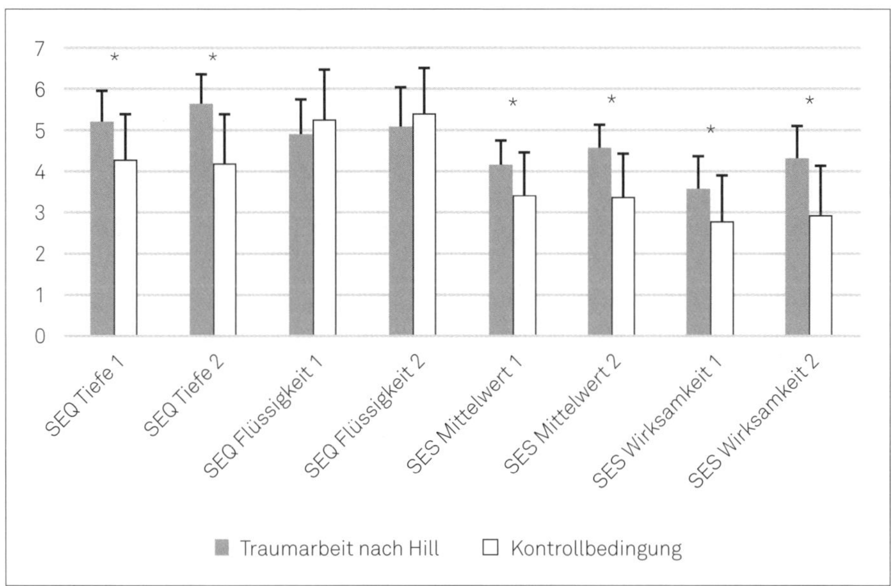

Abbildung 3: Patientenbeurteilung der Sitzungstiefe und Sitzungsflüssigkeit anhand des SEQ und des Mittelwerts und der Wirksamkeit der SES jeweils nach Sitzung 1 (Explorationsphase) und Sitzung 2 (Einsichts- und Handlungsphase; hohe Werte entsprechen einer guten Sitzungsbewertung)

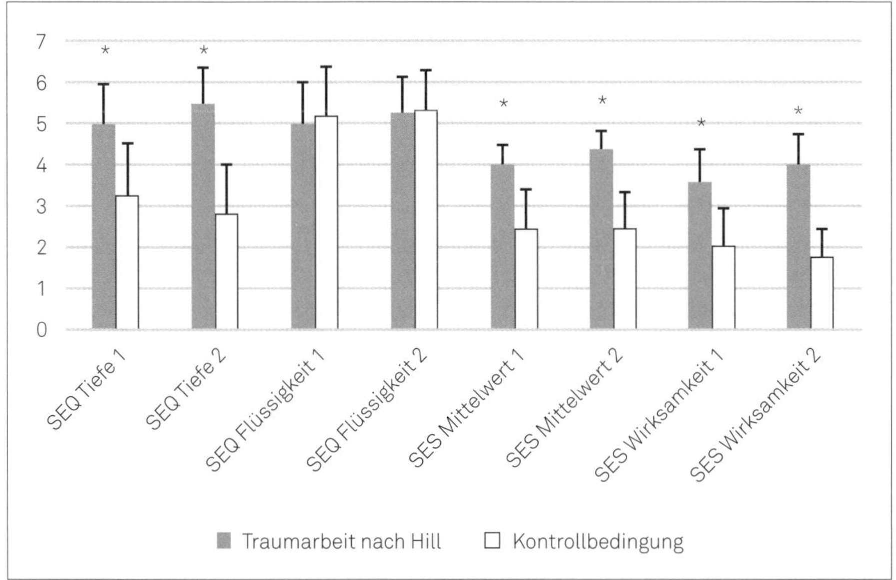

Abbildung 4: Therapeutenbeurteilung der Sitzungstiefe und Sitzungsflüssigkeit anhand des SEQ und des Mittelwerts und der Wirksamkeit der SES jeweils nach Sitzung 1 (Explorationsphase) und Sitzung 2 (Einsichts- und Handlungsphase; hohe Werte entsprechen einer guten Sitzungsbewertung)

weder mit der Methode nach Hill oder einer spezifischen Therapie zur Bearbeitung des Verlusts behandelt (Hill, Zack, Wonnell, Hoffman, Rochlen, Goldberg et al., 2000). Auch hier zeigten die Ergebnisse eine bessere Sitzungsqualität und eine bessere Mitarbeit in der Therapie, wobei sich die Effekte auf die Verarbeitung des Verlusterlebnisses nicht zwischen den beiden Gruppen unterschieden. Diese Ergebnisse legen damit nahe, dass sich auch bei Personen mit psychischen Problemen bzw. in einem psychotherapeutischen Setting die Arbeit mit Träumen positiv auf die Sitzungsqualität auswirkt, bei gleich guten Effekten auf das Verlusterereignis wie eine entsprechend spezifische Therapie.

In eigenen Studien wurde ebenfalls der Effekt der Arbeit mit Träumen nach der Methode von Hill hinsichtlich der erlebten Sitzungsqualität von Patienten (Studenten und Psychotherapiepatienten) und Therapeuten untersucht (Ehebrecht, 2018; Odenthal, 2019; Özeren, 2020; Sowa, 2019; Steffens, 2018). Auch hier zeigte sich eine deutliche Überlegenheit der Arbeit mit Träumen gegenüber einer weniger spezifischen Kontrollbedingung, in der, im selben zeitlichen Umfang, über einen Traum gesprochen wurde, ohne dass aber konkrete Interpretationen des Traums und Ableitungen von Handlungszielen erfolgten. Die Erfassung der Sitzungsqualität erfolgte mit dem SEQ und dem SES jeweils am Ende der beiden Therapiesitzungen. In der ersten Therapiesitzung fand die Explorationsphase bzw. ein Gespräch über die Inhalte des Traums in der Kontrollbedingung statt. In der zweiten Therapiesitzung erfolgte die Einsichts- und Handlungsphase bzw. ein Gespräch über die Gefühle während des Traums in der Kontrollbedingung. In den Maßen der Sitzungsqualität (SEQ Tiefe, SES Mittelwert und SES Wirksamkeit) zeigten sich signifikant bessere Werte in der Bedingung mit der Arbeit mit Träumen im Gegensatz zu der Kontrollbedingung, sowohl für die Beurteilung durch die Patienten (vgl. Abbildung 3) als auch durch die Therapeuten (vgl. Abbildung 4). Lediglich die erlebte Sitzungsflüssigkeit unterschied sich nicht bedeutsam zwischen den beiden Behandlungsbedingungen.

9.1.2 Einstellung zu Träumen

Die Einstellung zu Träumen wurde in den berichteten Studien mit dem Fragebogen Attitudes Toward Dreams-Revised (ATD-R) erhoben, der von der Arbeitsgruppe um Hill entwickelt wurde (Hill, Diemer & Heaton, 1997; Hill, Kelley, Davis, Crook, Maldonado, Turkson, et al., 2001; vgl. Vorlage im Anhang auf S. 173 und auf der CD-ROM). Der Fragebogen besteht aus neun Items, die verschiedene Aspekte der Einstellung zu Träumen auf einer 5-stufigen Likert-Skala erfassen. Beispielitems sind „Ich glaube, dass Träume eine der wichtigsten Arten sind, mich selbst zu verstehen“, „Träume haben eine Bedeutung“ oder „Ich schätze meine Träume“.

Die Einstellung zu Träumen, als Folge der Arbeit mit Träumen, wurde wiederholt als ein aussagekräftiger Prädiktor für den Therapieeffekt bei der Arbeit mit Träu-

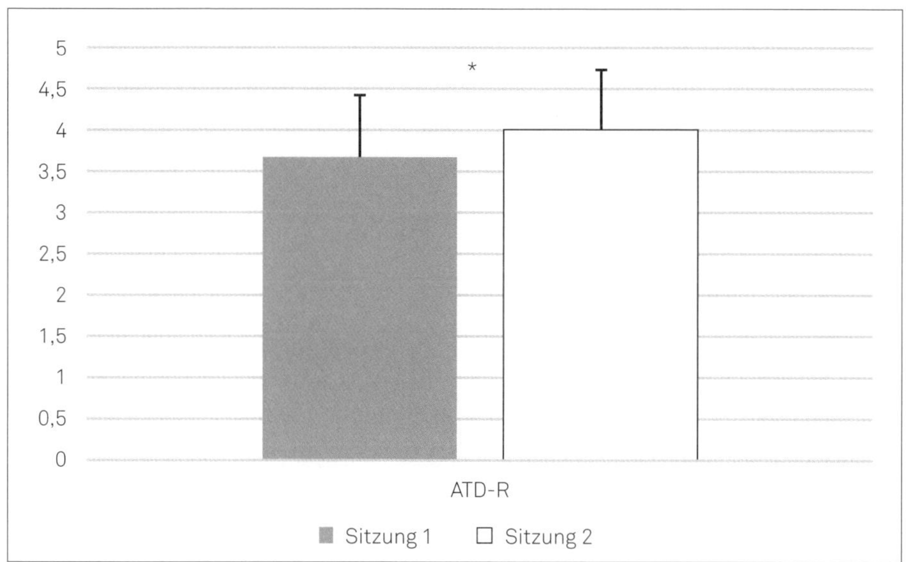

Abbildung 5: Zunahme der positiven Einstellung zu Träumen von Sitzung 1 (Explorationsphase) zu Sitzung 2 (Einsichts- und Handlungsphase)

men nachgewiesen (vgl. Kapitel 9.2.2), jedoch selten als abhängige Variable verwendet, also ob sich die Einstellung zu Träumen durch diese therapeutische Intervention verändert. Eigene Untersuchungen konnte dies bestätigen. Die Arbeit mit Träumen, verglichen mit einem weniger spezifischen Gespräch über Träume, führt zu einer positiveren Einstellung zu Träumen bei den Patienten. So verbesserte sich die Einstellung zu Träumen, gemessen mit dem ATD-R, nach der ersten Sitzung (Explorationsphase) hin zu der Messung nach der zweiten Sitzung (Einsichts- und Handlungsphase) signifikant von 3.63 auf 4.00 auf einer 5-stufigen Skala mit 5 als maximal positive Einstellung zu Träumen (vgl. Abbildung 5).

9.1.3 Therapeutische Beziehung

Die therapeutische Beziehung als Outcome-Maß der Arbeit mit Träumen wurde selten untersucht. Die Erfassung dieser Variablen erfolgte zumeist über das „Working Alliance Inventory" (WAI; Horvath & Greenberg, 1989), einem Fragebogen, der Güte und Nützlichkeit der therapeutischen Beziehung erfasst und in Parallelformen für Patient und Therapeut vorliegt. Die Güte der therapeutischen Beziehung wurde sowohl von Patienten als auch von Therapeuten in der Arbeit mit Träumen als besser eingeschätzt als in unspezifischen Kontrollbedingungen oder auch einer spezifischen Therapie nach dem Verlust einer nahestehenden Person (Hill et al., 2000). Die Mitarbeit des Patienten in der Therapie, als ein Indikator der Güte der therapeutischen Beziehung, konnte ebenfalls durch die Arbeit mit Träumen gesteigert werden (Heaton, Hill, Peterson, Rochlen & Zack, 1998; Hill et al., 2000; Rochlen et al., 1999). Auch die oben berichteten positiven Effekte auf die Sitzungsqualität (vgl. Kapitel 9.1.1) können als indirekter Hinweis auf eine gute und vermutlich auch verbessernde Wirkung auf die therapeutische Beziehung durch die Arbeit mit Träumen gesehen werden.

9.1.4 Einsichts- und Handlungsgewinne

Einsichts- und Handlungsgewinne durch die Arbeit mit Träumen als die zentralen Outcome-Maße wurde mit dem Fragebogen „Gains from Dream Interpretation" (GDI) erhoben (vgl. Vorlage im Anhang auf S. 174 und auf der CD-ROM). Der GDI wurde von Heaton, Hill, Petersen et al. (1998) publiziert und erfasst die Einsichts- und Handlungsgewinne durch die psychotherapeutische Arbeit mit Träumen anhand von 14 Items, die wiederum drei Dimensionen zugordnet sind (Explorations- und Einsichtsgewinne, Handlungsgewinne und Erlebnisgewinne). Die Ableitung von Handlungsplänen, als ein weiteres Ziel der Handlungsphase wurden mit dem Client Action Plan (CAP; Hill, et al., 1998; Wonnell & Hill, 2000; vgl. Vorlage im Anhang auf S. 176 und auf der CD-ROM). erhoben. Der CAP besteht aus der Beantwortung der Frage „Basierend auf der Trauminterpretationsphase, welche Änderungen würden Sie in ihrem gegenwärtigen Leben gern machen und wie würden Sie diese Änderungen gerne umsetzen?" Die (freien) Antworten auf diese Frage werden anhand einer 9-stufigen Likert-Skala hinsichtlich ihrer Qualität eingeschätzt, wobei eine hohe Qualität gegeben ist, wenn eine klare Beziehung zwischen Traum und Handlungsplan besteht, mehrere Handlungsideen genannt werden, mit denen das Ziel erreicht werden kann, der Plan klar und detailliert ist und er auch realistisch umsetzbar ist.

Die Erreichung von Einsichts- und Handlungsgewinnen als das wichtigste Outcome-Maß der Arbeit mit Träumen wurde in zahlreichen Studien untersucht. Hill et al. (1998) berichten von signifikant mehr Einsichtsgewinnen durch die vertiefte Arbeit mit Träumen verglichen mit einer Bedingung, in der die Träume nur beschrieben wurden. Heaton, Hill, Petersen et al. (1998) konnten nachweisen, dass die durch Therapeuten angeleitete Arbeit zu signifikant mehr Einsichts- und Handlungsgewinnen führt als die selbstangeleitete Beschäftigung mit einem Traum. In einer Studie an Patienten, die vor kurzem eine nahestehende Person verloren hatten, konnten durch die Arbeit mit Träumen ebenfalls signifikant mehr Einsichts- und Handlungsziele erreicht werden als mit einer nur auf den Verlust fokussierten Therapie (Hill et al., 2000). In einer Studie von Hill et al. (1993) wurde mehr Einsicht in den Umgang mit eigenen Gefühlen oder Problemen gewonnen, wenn psychotherapeutisch mit dem eigenen Traum gearbeitet wurde, als wenn mit einem eigenen Lebensereignis oder gar mit einem fremden Traum gearbeitet wurde. Als Maß für den Einsichtsgewinn wurde hier die Mastery-Insight-Scale

(MIS) der Therapeutic Realizations Scale (Orlinsky & Howard, 1975) verwendet. Häufig wurde allerdings das verbesserte Erreichen von Einsichts- und Handlungszielen nicht per se als ein Erfolgsmaß berichtet, sondern der positive korrelative Zusammenhang zwischen diesem Maß und der Sitzungstiefe oder dem Umgang mit Gefühlen, und Problemen, gemessen mit der MIS (Wonnell & Hill, 2000; Zack & Hill, 1998).

Durch die Arbeit mit Träumen wurde auch die Qualität von in der Therapie entwickelten Handlungszielen verbessert. So konnte die Arbeitsgruppe um Hill zeigen, dass die Patienten aus dem, was sie aus der Arbeit mit Träumen über sich lernten, klarer und fokussierter ableiteten, was sie in ihrem Wachleben verändern können und somit konkretere und besser umsetzbare Handlungsziele entwickelten (Hill & Goates, 2004). In diesem Sinne konnte auch gezeigt werden, dass es durch die Arbeit mit Träumen zu direkten Verbesserungen des Problems der Patienten kam, was sich im Traum manifestiert hatte. So gaben viele Patienten nach der Arbeit mit Träumen an, einen besseren und funktionaleren Umgang mit diesem Problem zu haben als (retrospektiv) vor dieser psychotherapeutischen Methode. Ferner konnten Hill et al. (2006) zeigen, dass Patienten nach der Arbeit mit Träumen einen besseren Umgang mit diesem Problem berichteten und dass sie angaben, dass die Arbeit mit Träumen ihnen direkt geholfen hat, Probleme in ihrem Wachleben zu lösen.

Die erfolgreiche Entwicklung von Handlungszielen und Handlungsplänen ist von einigen Prozessvariablen der Therapie abhängig. So wird die Entwicklung von Handlungsplänen dadurch gefördert, dass der Therapeut selbst auch handlungsorientiert arbeitet, dass der Patient in der Therapie stark involviert ist und dass die Handlungspläne nicht zu schwierig umzusetzen sind (Wonnell & Hill, 2005). Wie für viele verhaltenstherapeutische Aufgaben gilt somit für die Handlungspläne auch, dass sie möglichst klar und einfach und die Patienten davon überzeugt sein sollten, sie umsetzen zu wollen und zu können.

Der Erfolg einer psychotherapeutischen Arbeit mit Träumen in Form von Einsichts- und Handlungsgewinnen ist nicht nur unmittelbar in der Sitzung gegeben, sondern scheint auch nachzuwirken. So konnten Hill et al. (2006) zeigen, dass nicht nur direkt zum Ende der Einsichtsphase einer Arbeit mit Träumen mehr Einsicht vorlag, sondern dass diese zu einem Follow-up-Zeitpunkt zwei Wochen später noch weiter zugenommen hat.

In eigenen Studien wurde besonderes Augenmerk auf die Erreichung der Einsichts- und Handlungsgewinne durch die Arbeit mit Träumen und die Bestätigung dieser Erfolgsmaße gelegt (Ehebrecht, 2018; Steffens, 2018). So konnten wir zeigen, dass bei gesunden Studenten durch die Arbeit mit Träumen nach dem hier vorgestellten Modell (vgl. Kapitel 8) signifikant mehr Explorations- und Einsichtsgewinne (gemessen mit dem GDI nach Ende der Handlungsphase) erreicht werden konnten als in einer Kontrollgruppe, die „nur“ über Träume gesprochen hatte.

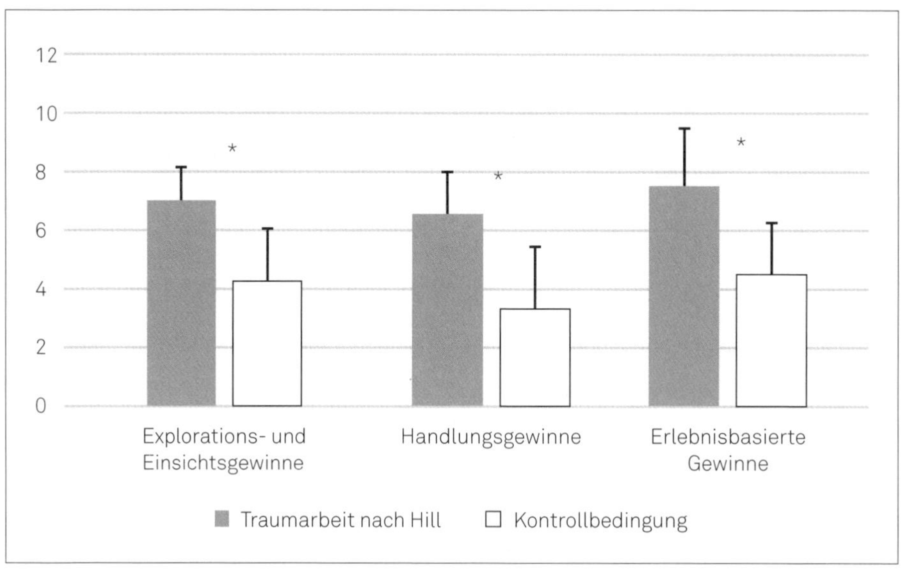

Abbildung 6: Effekte der Arbeit mit Träumen auf die Gewinnung von Einsicht, Handlungsplänen und Erleben (gemessen mit dem GDI) im Vergleich zu einer Kontrollbedingung (Reden über Träume; die Angaben stellen die Mittelwerte und Standardabweichungen einer 9-stufigen Likert-Skala dar)

Ein ebenfalls sehr deutlicher Effekt findet sich für die Handlungsgewinne des GDI. Die zur Messung von Einsichts- und Handlungsgewinnen verwendete GDI erfasst als dritte Skala noch die erlebnisbasierten Gewinne (experiential gains) durch die Arbeit mit Träumen. Für diese Skala, die nur aus zwei Items besteht und die daher nur eine geringe Sensitivität hat, konnte sogar ebenfalls ein förderlicher Effekt durch die Arbeit mit Träumen gefunden werden. Insofern legt dieses Ergebnis nahe, dass auch erlebnisbasierte Erfahrungen durch die Arbeit mit Träumen in bedeutsamer Weise gefördert werden (vgl. Abbildung 6).

Auch in der Arbeit mit Träumen bei Psychotherapiepatienten zeigten sich deutliche Effekte auf die Erreichung von Einsichts- und Handlungsgewinnen durch die Arbeit mit Träumen. Neben der oben genannten Studie von Hill et al. (2000) konnten wir in einer eigenen Untersuchung aufzeigen, dass bei Psychotherapiepatienten mit unterschiedlichsten Störungsbildern (Depressionen, soziale Phobie, Anpassungsstörung) durch die Arbeit mit Träumen nach dem hier vorgestellten Modell signifikant mehr Explorations- und Einsichtsgewinne und mehr Handlungsgewinne erzielt werden konnten, als wenn mit Psychotherapiepatienten nur über Träume gesprochen wurde (Odenthal, 2019; Sowa, 2019; vgl. Abbildung 7). Hinsichtlich der erlebnisbasierten Gewinne zeigte sich kein Vorteil gegenüber der Kontrollbedingung. Es sei hier aber nochmals angemerkt, dass das Sprechen über Träume auch von den Patienten als wohltuend und hilfreich eingeschätzt wurde, insofern es also keine völlig unwirksame Placebo-Bedingung darstellt.

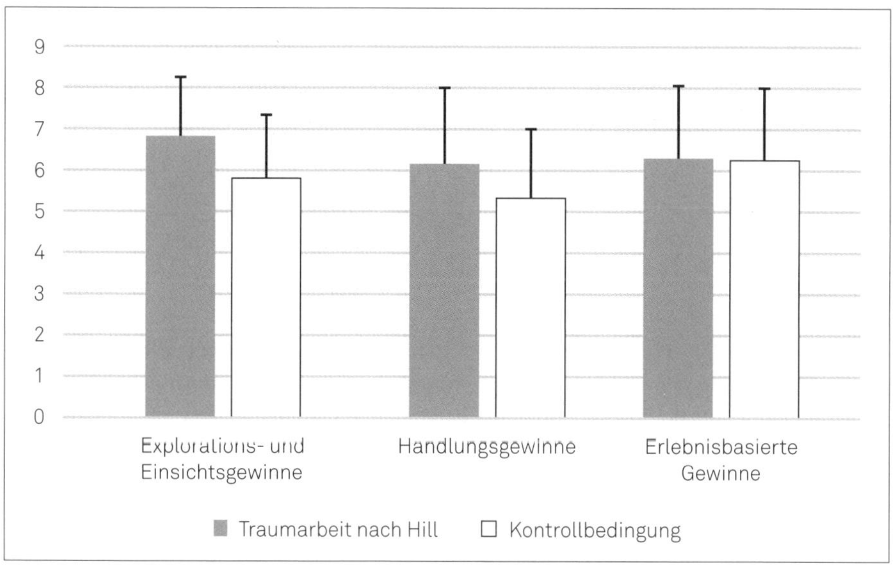

Abbildung 7: Effekte der Arbeit mit Träumen bei Psychotherapiepatienten auf die Gewinnung von Einsicht, Handlungsplänen und Erleben (gemessen mit dem GDI) im Vergleich zu einer Kontrollbedingung (Reden über Träume; die Angaben stellen die Mittelwerte und Standardabweichungen einer 9-stufigen Likert-Skala dar)

9.1.5 Weitere Outcome-Maße

Die Arbeit mit Träumen verbessert auch die generelle Symptombelastung, wie sie mit der Symptom-Check-Liste 90-R (SCL-90-R) erfasst wird (Diemer et al., 1996; Hill et al., 2000). Ebenso konnte in einer Studie gezeigt werden, dass sich die Depressivität von geschiedenen Frauen durch die Arbeit mit Träumen reduziert hat (Falk & Hill, 1995) und es zu einer Zunahme des existenziellen Wohlbefindens kommt, wenn die erarbeiteten Einsichten spiritueller Natur sind (Davis & Hill, 2005). Widersprüchlich sind die Befunde zu interpersonellen Kompetenzen. So fanden Falk und Hill (1995) in der gruppentherapeutischen Arbeit mit geschiedenen Frauen eine Zunahme des Selbstwertgefühls und Kolchakian und Hill (2002) in Paartherapien eine Verbesserung der Perspektivübernahme des anderen in dyadischen Interaktionen, aber keine Verbesserung in der dyadischen Kommunikation.

Ein weiterer berichteter Effekt der Arbeit mit Träumen ist, dass sich die Träume selbst durch die Psychotherapie verändern, was durch Fallberichte von Eudell-Simmons und Hilsenroth (2005) nahegelegt wird. Die Träume wurden während des therapeutischen Prozesses (nicht explizit einer Arbeit mit Träumen) oft adaptiver, hilfreicher für den Umgang mit Problemen oder alltäglichen Sorgen und waren weniger rätselhaft. Auch nahmen im Verlauf einer Therapie die positiven Emotionen in Träumen zu, während negative Emotionen abnahmen (Dimaggio et al., 1997).

9.2 Unabhängige Variablen

9.2.1 Therapeutenmerkmale

Es sind mehrere Therapeutenmerkmale im Hinblick auf ihren potenziellen Einfluss auf die Effektivität der Arbeit mit Träumen untersucht worden. Eine grundsätzliche Frage hierbei ist, ob es ausreichend ist, über einen Traum des Patienten empathisch zu reden, ohne aber spezifische Interpretationen vorzunehmen oder ob effektiver ist, wenn ein Therapeut zusätzlich noch spezifische Interpretationen und Handlungsvorschläge macht; also ob die dem Hill-Modell spezifischen Wirkfaktoren der Einsicht und Handlung einen Mehrgewinn an Effektivität bedeuten. Dies wurde in einer Studie von Hill, Rochlen, Zack, McCready und Dematatis (2003) untersucht. Dazu wurden 94 Studierende (also keine Psychotherapie-Patienten) drei verschiedenen Behandlungsbedingungen zugewiesen: einer computerassistierten Behandlung, einer unspezifischen therapeutengeleiteten Behandlung (in der die Therapeuten empathisch waren und mit den Patienten über deren Traum sprachen, aber keine Interpretationen und Handlungsvorschläge machten) und einer spezifischen therapeutengeleiteten Behandlung (in der die Therapeuten ebenfalls empathisch mit den Patienten über ihren Traum sprachen, aber zusätzlich mindestens eine Interpretation in der Einsichtsphase und mindestens einen Handlungsvorschlag in der Handlungsphase machten). Beide therapeutengeleiteten Bedingungen erzielten hohe Werte bezüglich der Sitzungsqualität, Einsichts- und Handlungsgewinnen. In einem Follow-up nach zwei Wochen wurde die spezifische Bedingung, in der also mindestens eine Interpretation und ein Handlungsvorschlag gemacht wurde, als signifikant besser bewertet als die unspezifische therapeutengeleitete Bedingung. Dieses Ergebnis ist in doppelter Hinsicht interessant: es zeigt zum einen, dass auch eine unspezifische therapeutische Arbeit mit Träumen bereits einen guten Effekt hat und zu gewissen Einsichten und Handlungszielen führt. Das verständnisvolle und reflektierende Sprechen über Träume hat also bereits positive Effekte und wirkt mindestens im Sinne unspezifischer therapeutischer Wirkfaktoren. Zum anderen aber zeigt das Ergebnis, dass die Hinzunahme spezifischer Interventionen (Trauminterpretation und Ableitung von Handlungszielen) darüber hinaus zusätzliche und vor allem stabilisierende Effekte aufweist. Ein Befund, der häufig in der Psychotherapieforschung zu finden ist, dass unspezifische Interventionen nicht vollkommen wirkungslos sind, dass aber ihre Effizienz durch zusätzliche spezifische Interventionen noch verbessert und stabilisiert werden kann.

Unter dem Aspekt der Therapeutenmerkmale wurde auch untersucht, ob es überhaupt notwendig ist, dass der Therapeut für die Arbeit mit Träumen anwesend ist, oder ob sich diese Therapieform nicht auch im Sinne einer geleiteten Selbsthilfe genauso effektiv durchführen lässt (Heaton, Hill, Petersen et al., 1998). Die Autoren konnten zeigen, dass die Probanden (gesunde Studenten) mehr von der Arbeit mit Träumen profitierten, wenn diese durch einen Therapeuten begleitet und angeleitet war, als wenn es sich um eine angeleitete Selbsthilfeintervention handelte. Die Probanden nahmen entweder an der therapeutengeleiteten oder an der geleiteten Selbsthilfeintervention teil. Zwar kam es in beiden Bedingungen zu wirksamen Effekten, aber in der durch Therapeuten begleiteten Bedingung wurde die Sitzungstiefe und der Gewinn von Einsichts- und Handlungszielen als signifikant besser eingeschätzt. In einer Katamneseerhebung nach einem Monat gaben 88 % der Patienten an, dass sie die durch den Therapeuten geleitete Sitzung der geleiteten Selbsthilfe bevorzugen würden. Die Autoren vermuten, dass die unterstützende und helfende Anwesenheit des Therapeuten zu der besseren Wirksamkeit der Arbeit mit Träumen führt. Insbesondere würde hiervon die Mitarbeit des Patienten in der Therapie und die Erreichung von Einsichts- und Handlungsgewinnen profitieren.

In Erweiterung der zuvor genannten Fragestellung wurde untersucht, ob es einen Einfluss auf die Effektivität der Arbeit mit Träumen hat, wenn diese computerassistiert anstatt durch Therapeuten erfolgt (Hill et al., 2003). In der bereits oben erwähnten Studie wurde die computerassistierte Arbeit mit zwei Bedingungen verglichen, die durch Therapeuten angeleitet wurden. Es zeigte sich, dass zwar auch die computerassistierte Arbeit mit Träumen bezüglich der Sitzungsqualität und dem Einsichtsgewinn als positiv bewertet wurde, jedoch wurden die therapeutengeleiteten Sitzungen signifikant positiver bewertet hinsichtlich der Sitzungsqualität, der Sitzungstiefe, der Einsichts- und Handlungsgewinne und der Qualität der Handlungsideen. Auch die Ergebnisse dieser Studie belegen, dass die Anwesenheit des Therapeuten – und das heißt vor allem seine Unterstützung und Hilfe bei der Arbeit mit einem Traum – zu größerem Nutzen und Gewinn dieser therapeutischen Intervention führt. Wenn die therapeutische Arbeit mit Träumen durch einen Therapeuten begleitet und angeleitet wird, ist es von Vorteil, wenn der Therapeut sich an das Behandlungsmodell hält, also eine hohe Adhärenz mit diesem aufweist (Hill et al., 2006).

9.2.2 Patientenmerkmale

Der Einfluss von Personenmerkmalen (des Patienten oder Probanden) auf den Therapieerfolg wurde ebenfalls systematisch untersucht. Hier erwies sich vor allem die Einstellung zu Träumen (vgl. auch Kapitel 9.1.2) als ein wichtiger Prädiktor: Je positiver die Einstellung zu Träumen und zur Arbeit mit Träumen war, desto mehr profitierten die Probanden (gesunde Studenten) von der Arbeit mit Träumen. Die Einstellung zu Träumen wurde mit den ATD-R erhoben. Hill et al. (2001) konnten eine signifikante positive Korrelation zwischen der Einstellung zu Träumen und den Sitzungsergebnissen belegen, wobei das Sitzungsergebnis hier als ein gemitteltes Maß aus der Skala „Sitzungstiefe“ des SEQ, der Subskala „Explorations- und Einsichtsgewinne" des GDI und der „Bewältigungs-Einsichts-Skala" der Therapeutic Realizations Scale (Kolden, 1991) gebildet wurde. Auch konnte in dieser Studie gezeigt werden, dass diejenigen Probanden, die angenehme Träume hatten, an denen in den Sitzungen gearbeitet wurde, bessere Sitzungsergebnisse und mehr Einsicht in ihre Träume erlangten als jene Probanden, die an unangenehmen Träumen arbeiteten. Auf der anderen Seite konnte gezeigt werden, dass Personen, die per se schon eine positive Einstellung zu Träumen haben, eher bereit sind, an Untersuchungen zur Arbeit mit Träumen teilzunehmen (Hill et al., 1997).

In einer etwas differenzierteren Analyse konnten Zack und Hill (1998) zeigen, dass eine moderat positive Einstellung der Patienten zu Träumen zu besseren Sitzungsergebnissen führten als eine stark positive oder stark negative Einstellung zu Träumen. Während es intuitiv logisch erscheint, dass eine sehr negative Einstellung zu Träumen zu schlechten Sitzungsergebnissen führt, ist es überraschend, dass auch eine sehr positive Einstellung zu Träumen in dieser Studie zu eher schwächeren Ergebnissen führt als eine moderate Einstellung. Das kann vermutlich daran liegen, dass Menschen mit einer sehr positiven Einstellung zu Träumen sich auch sonst viel mit ihren Träumen beschäftigen und durch die therapeutische Arbeit mit Träumen keine so nennenswerten Zugewinne an Einsicht gewinnen wie jene Personen, die eine etwas weniger positive Einstellung zu Träumen haben und durch die Arbeit mit Träumen für sie interessante und neue Einsichten gewinnen konnten. Diese Annahme wird auch gestützt durch Ergebnisse, die zeigen, dass durch die Arbeit mit Träumen, sich die Einstellung zu Träumen hin zum Positiven verschiebt (vgl. Kapitel 9.1.2).

Die Befunde zur Einstellung zu Träumen und zur Valenz der in der therapeutischen Sitzung bearbeiteten Träume legen also nahe, dass eine positive Einstellung zu Träumen seitens der Patienten ein guter und wichtiger Prädiktor für den Erfolg der therapeutischen Arbeit ist und dass die Arbeit mit positiven Träumen hilfreicher ist, als die Arbeit an negativen Träumen, wobei vor allem leicht positive Träume hier zu den größten Einsichtsgewinnen und Erfolgen führen. Für die therapeutische Arbeit mit Patienten folgt daraus, dass diese besonders für solche Personen hilfreich ist, die per se schon eine positive Einstellung ihren Träumen gegenüber haben.

Die Mitarbeit des Patienten in der Therapie (aktive Beteiligung, Neugier, aktives Explorieren, eigenes Einbringen von Einsichten und Handlungsideen) ist ebenfalls ein guter Prädiktor für den Erfolg der Arbeit mit Träumen (Hill et al., 2006; Wonnell & Hill, 2000, 2005). Aus Fallstudien ist bekannt, dass die Patienten, die motiviert sind, anderen vertrauen und emotional im Therapieprozess beteiligt sind, ohne zugleich von ihren Gefühlen überwältigt zu werden, zu mehr Einsicht in ihre Träume gelangen (Knox, Hill, Hess & Crook-Lyon, 2008). Daher sind Persönlichkeitsmerkmale, die therapeutische Mitarbeit begünstigen, ein wesentlicher Beitrag zu einer hilfreichen und erfolgreichen Arbeit mit Träumen, auch wenn dieser Befund im Widerspruch zu dem Ergebnis zu stehen scheint, dass Persönlichkeitsvariablen keinen bedeutsamen Einfluss auf den Therapieerfolg bei der Arbeit mit Träumen zu haben scheinen (siehe unten). Möglicherweise sind methodische Unterschiede für diesen scheinbaren Widerspruch verantwortlich.

Ein weiteres Personenmerkmal mit Relevanz für die psychotherapeutische Arbeit stellt die Traumerinnerungsfähigkeit dar. Es ist selbstverständlich, dass mit Menschen, die sich gar nicht oder kaum an ihre Träume erinnern können, nur bedingt die Arbeit mit Träumen durchgeführt werden kann. In einer Studie von Rochlen et al. (1999) konnte allerdings gezeigt werden, dass ein spezielles Training zur Verbesserung der Traumerinnerungsfähigkeit (z.B. durch das Führen eines Traumtagebuchs oder nach dem Erwachen noch eine Zeit im Bett zu bleiben und sich an seinen Traum zu erinnern) zu keinem statistisch besseren Resultat der Arbeit mit Träumen führt, als ohne diese Intervention. Daraus kann gefolgert werden, dass auch bei Menschen, die eine geringe Traumerinnerungsfähigkeit haben, die psychotherapeutische Arbeit mit Träumen erfolgversprechend ist und eine schlechte Traumerinnerung nicht per se gegen diese therapeutische Intervention spricht. Zudem gibt es auch Hinweise dafür, dass durch die therapeutische Arbeit mit Träumen generell die Traumerinnerungsfähigkeit gesteigert werden kann (Crook-Lyon & Hill, 2004).

Das gilt ebenso für ein Training zur Verbesserung der Fähigkeiten zur Trauminterpretationsfähigkeit. In der Studie von Rochlen et al. (1999) wurde dies ebenfalls untersucht und die Teilnehmer erhielten in einer Bedingung ein Training zu Verbesserung der Trauminterpretation (durch eine in einer Gruppe durch den Therapeuten durchgeführte Trauminterpretation an einem Beispieltraum). Auch hier zeigten die Ergebnisse keine Überlegenheit des Trainings zur Trauminterpretation gegenüber einer Kontrollbedingung, sodass davon ausgegangen werden kann, dass auch für Patienten mit einer möglicherweise schwach ausgeprägten Fähigkeit zur Interpretation von Träumen und einer Einsichtsgewinnung in diese, ein vorbereitendes Training nicht notwendig ist.

Bei spirituellen Menschen ist das Thematisieren spiritueller Erfahrungen durch den Traum und seine Interpretation sehr hilfreich. Davis (2003) konnte in einer Studie zeigen, dass die Arbeit mit spirituellen Elementen zu mehr Einsichtsgewinnen in spirituelle Aspekte des Lebens und existenzielle Fragen führte, wovon vor allem eben spirituell aufgeschlossene Probanden profitierten. Entsprechend verwies Hill (1996) darauf, dass mit der Bearbeitung spiritueller oder existenzieller Aspekte die Traumarbeit bei entsprechend interessierten Personen vertieft werden und zu bedeutsamen Einsichten und Handlungsgewinnen führen kann.

Weitere Personenmerkmale, die Einfluss auf den Erfolg der psychotherapeutischen Arbeit mit Träumen haben können und die empirisch überprüft wurden, sind eine eher psychologische, selbstreflexive Sichtweise (psychological mindedness), also die Fähigkeit, Beziehungen zwischen Gedanken, Gefühlen und Handlungen zu erkennen, psychologische Absorption (die Disposition, sich in Wahrnehmungen, Vorstellungen und veränderten Bewusstseinszuständen zu verlieren; was auch als „Flow“ oder „Immersion“ bezeichnet würde), Offenheit (als eine der Big-Five-Persönlichkeitseigenschaften), die Stressbelastung im Wachleben und kognitive Komplexität des Patientendialogs in der Therapiesitzung. Bis auf den Einfluss der kognitiven Komplexität, die mit einem besseren Therapieergebnis korreliert war, zeigten die Ergebnisse zur Überprüfung dieser Persönlichkeitsaspekte (von gesunden Probanden) keine Effekte dieser Variablen (Cogar & Hill, 1992; Diemer et al., 1996; Hill et al., 1997; Zack & Hill, 1998), sodass davon ausgegangen werden kann, dass diese Persönlichkeitsmerkmale keinen bedeutsamen Einfluss auf den Erfolg der therapeutischen Arbeit mit Träumen haben; was im Umkehrschluss bedeutet, dass der Erfolg dieser therapeutischen Intervention nicht vom Vorliegen der genannten Persönlichkeitsmerkmale abhängig ist. Die Arbeit mit Träumen ist daher für viele Personen hilfreich, unabhängig von diesen psychologischen Merkmalen. Allerdings muss auch erwähnt werden, dass in der entsprechenden Untersuchung (Zack & Hill, 1998) die Stressbelastung des Wachlebens durch einen Fragebogen bei Studierenden erhoben wurde und es daher nicht ausgeschlossen werden kann, dass bei anderen Personen, z. B. Psychotherapiepatienten, die Stressbelastung des Wachlebens einen Effekt auf den Erfolg der Arbeit mit Träumen haben könnte.

Ein Großteil der empirischen Studien der Arbeitsgruppe um Hill wurden mit gesunden Probanden und nicht mit Psychotherapiepatienten durchgeführt. Es lassen sich daher nur wenige Aussagen über den Einfluss möglicher Patientenmerkmale auf den Prozess und den Erfolg der psychotherapeutischen Arbeit mit Träumen machen. In einer Einzelfallstudie an einer Patientin mit einer Posttraumatischen Belastungsstörung und Dissoziationen konnte gezeigt werden, dass eine Kurzzeittherapie (20 Sitzungen), die auf Trauminterpretation nach der Methode von Hill fokussiert war, zu einem deutlichen Rückgang des Global Severity Index der SCL-90-R und der interpersonellen Probleme, sowie einer Zunahme der Einsicht in die Träume geführt hat (Heaton, Hill, Hess, Leotta & Hoffman, 1998). Daher kann davon ausgegangen werden, dass auch das Patientenmerkmal der Dissoziationsneigung, was sicherlich ein kritisches Merkmal für die therapeutische Arbeit mit Träumen darstellt, keine Kontraindikation für eine solche therapeutische Methode darstellt, wenn sie in mehreren Sitzungen erfolgt und entsprechend behutsam eingebunden ist. Dasselbe gilt für Patienten mit einer Anpassungsstörung aufgrund eines akuten Verlustereignis, für die ebenfalls sehr förderliche und hilfreiche Effekte der therapeutischen Arbeit mit Träumen nachgewiesen werden konnten (Hill et al., 2000).

Zusammengefasst kann festgehalten werden, dass eine (leicht) positive Einstellung zu Träumen seitens der Patienten ein förderliches Merkmal für die Arbeit mit Träumen darstellt und dass für diese Arbeit am besten leicht negative oder sehr positive Träume gewählt werden sollen. Auch scheinen Personen, die per se schon eine positive Einstellung zu Träumen haben, eher an der Arbeit mit Träumen interessiert und für diese aufgeschlossen zu sein. Ebenso ist eine hohe kognitive Komplexität der Patienten, also eine differenzierte kognitive Auseinandersetzung in der therapeutischen Arbeit mit Träumen förderlich für den Erfolg. Von wesentlicher Bedeutung scheinen auch die Motivation und Mitarbeit des Patienten im therapeutischen Prozess für den Erfolg dieser Methode zu sein. Ansonsten gibt es keine Anhaltspunkte für den Einfluss weiterer Patientencharakteristika auf den Erfolg dieser psychotherapeutischen Intervention, was nahelegt, dass ungeachtet anderer Persönlichkeitsmerkmale der Patienten die Arbeit mit Träumen erfolgversprechend ist. Das Vorliegen von Anpassungsstörungen oder Dissoziationen scheint die Wirksamkeit der therapeutischen Arbeit mit Träumen nicht zu beeinträchtigen.

9.2.3 Merkmale des bearbeiteten Traums

Zack und Hill (1998) konnten in einer Studie an gesunden Psychologiestudenten zeigen, dass die Arbeit mit leicht unangenehmen oder sehr angenehmen Träumen zu besseren Sitzungsergebnissen, vor allem einer vermehrten Sitzungstiefe, führten als die Arbeit mit emotional neutralen, stark unangenehmen oder leicht angenehmen Träumen. Dies Befunde legen nahe, dass leicht unangenehme oder sehr angenehme Träume wichtige Einsichten in relevante Persönlichkeitsbereich bedingen können, während leicht positive Träume möglicherweise auf wenig therapeutisch relevante Bereiche verweisen und die Arbeit mit sehr unangenehmen Träumen möglicherweise zu sehr belastend sind und damit eine geringere Sitzungstiefe und eine verminderte Auseinandersetzung mit dem Traum induzieren. Das Arousal, also die kognitive und emotionale Aktivierung, die durch die Träume ausgelöst wurde, hatte im Gegensatz zur Valenz der Träume keinen Einfluss auf die Sitzungsbewertung. Ebenso scheint es für den Erfolg der Arbeit mit Träumen irrelevant, wie lebendig die Träume erlebt wurden (Hill et al., 2001). Dieses Ergebnis verweist darauf, dass der Erfolg der Arbeit mit Träumen vor allem von dem Inhalt und dem (möglichen) Bezug des Traums zum Patienten und seiner aktuellen Situation abhängt und weniger davon, ob der Traum als sehr lebendig erschien. Auch wenige lebendige Träume können wichtige Einsichten vermitteln und von hoher Relevanz für die betroffene Person sein können.

Unabhängig von der Lebendigkeit des Traums ist seine Bedeutsamkeit (salience) ein herausragendes psychologisches Traummerkmal. Mit Bedeutsamkeit ist gemeint, für wie wichtig ein Patient einen Traum für sich persönlich einschätzt. Oft bringen Patienten Träume in die Psychotherapie ein, die sie aus irgendeinem Grund für sehr bedeutsam für sich halten, die irgendwie hervorstechend sind und über die sie deshalb viel nachdenken und für die sie sich eine Hilfe bei der Interpretation wünschen. In der Studie von Hill et al. (2006) konnte gezeigt werden, dass die Bedeutsamkeit eines Traums positiv mit der durch Patienten und Therapeuten eingeschätzten Sitzungsqualität korreliert war. In einer Studie von Gupta und Hill (2014) konnte dieses Ergebnis repliziert werden und es zeigte sich, dass je bedeutsamer die bearbeiteten Träume waren, desto größer war der Einsichts- und Handlungsgewinn durch die Arbeit mit Träumen. Das Ergebnis ist nicht überraschend und zeigt, dass mit solchen Träumen, die von den Patienten als persönlich bedeutsam eingeschätzt werden, auch die hilfreichsten Effekte erzielt werden können.

Des Weiteren wurde untersucht, ob es einen Einfluss hat, ob ältere Träume oder ganz aktuelle Träume in der Therapie bearbeitet werden. In der genannten Studie von Gupta und Hill (2014) zeigte sich, dass für das Ergebnis der Therapie, gemessen anhand der Sitzungsqualität und der Einsichts- und Handlungsgewinne kein Unterschied besteht, ob mit älteren oder aktuellen Träumen gearbeitet wird. Jedoch war es so, dass die älteren Träume, also Träume, die den Patienten sehr gut in Erinnerung waren, häufiger Alpträume oder sich immer wiederholende Träume (z.B. im Sinne von posttraumatischen Träumen nach einem erlebten Trauma) waren, was naheliegend ist, weil man sich vermutlich nur an sehr belastende oder beeindruckende Träume auch nach Jahren noch erinnert. Allerdings berichteten sowohl die Patienten als auch die Therapeuten, dass sie lieber mit aktuellen Träumen arbeiten und dass aktuelle Träume mehr Handlungspläne generierten als ältere Träume. Dieses Ergebnis ist in nicht überraschend, weil aktuelle Träume vermutlich eher auf aktuelle Probleme verweisen und daher auch eher Handlungspläne für diese Probleme entwickelt werden können. Ältere Träume verweisen hingegen vermutlich eher auf zugrunde liegende Probleme und können insofern auch bedeutsam für die Erzielung von Einsichts- und Handlungsgewinnen sein, die eher grundsätzlicher Natur und weniger von aktuellen Situationen bestimmt sind.

9.2.4 Therapeutisches Setting

Die Arbeit mit Träumen nach dem Modell von Hill bzw. dem hier vorgestellten und daraus abgeleiteten Modell (vgl. Kapitel 8) wurde bislang hauptsächlich im Einzelsetting durchgeführt. Es gibt daher nur wenig empirische Befunde, wie es in anderen therapeutischen Settings, z.B. in Paartherapien oder im Gruppensetting wirkt. In einer Studie wurde die Arbeit mit Träumen nach Hill in einer Paartherapie angewandt und zeigte ebenfalls gute Effekte auf die oben genannten Outcome-Variablen (Kolchakian & Hill, 2002). Das gilt sogar für die Anwendung dieser Methode in einer Gruppentherapie, in der ebenfalls förderliche Effekte auf die Sitzungsqualität und Einsichts- und Handlungsgewinne erreicht werden konnten (Falk & Hill, 1995). Die gruppentherapeutische Arbeit mit Träumen wurde mit Frauen nach deren Ehescheidung durchgeführt.

Spezifischere Ansätze zur gruppentherapeutischen Arbeit mit Träumen (vgl. Kapitel 4.3.5) wurden ebenfalls hinsichtlich ihrer Wirksamkeit überprüft. Edwards, Malinowski, McGee, Bennett, Ruby und Blagrove (2015) untersuchten die Effekte der gruppentherapeutischen Arbeit mit Träumen nach Ullman (1996) und nach Schredl (2011). Dazu wurden in jeweils einem Gruppensetting an elf Probanden (gesunde Studenten) die „Appreciating Dreams"-Methode nach Ullman und an neun ebenfalls gesunden Studenten die „Listening to the Dreamer"-Methode nach Schredl durchgeführt. Beide Therapieformen wurden mit jeweils einer Kontrollbedingung verglichen, in der anstelle eines Traums ein anderes aktuelles Ereignis nach demselben Vorgehen wie der Traum besprochen wurde. Als Outcome-Maße dienten die mit dem GDI erzielten Einsichts- und Handlungsgewinne. Die Ergebnisse zeigen, dass mit der Methode nach Ullman (1996) signifikant mehr Einsichtsgewinne erzielt werden konnten, wenn ein Traum anstelle eines anderen aktuellen Ereignisses in der Gruppe behandelt wurde. Bei der Anwendung der Methode nach Schredl (2011) zeigten sich Effekte in dieselbe Richtung, die allerdings statistisch nicht signifikant wurden, was vermutlich der geringen Stichprobengröße geschuldet ist.

9.2.5 Effekte der einzelnen Komponenten der Arbeit mit Träumen

Wie für viele therapeutischen Methoden, wurde auch für die Arbeit mit Träumen untersucht, welche einzelnen Komponenten und Techniken der Methode für den Therapieerfolg verantwortlich sind und in welchem Umfang ihr Anteil zum Erfolg beiträgt. In einer Studie von Hill et al. (1998) konnte gezeigt werden, dass zwei der Hauptkomponenten der Explorationsphase (Beschreibung der Traumbilder und deren Assoziationen) wichtig und notwendig sind, dass aber vor allem durch die Assoziationen mehr Explorations- und Einsichtsgewinne erzielt werden können. Wenn also die Assoziationen nicht oder nur unvollständig erarbeitet werden, wirkt sich das ungünstig auf die Einsichtsgewinne aus.

Hinsichtlich der Einsichtsphase wurde gezeigt, dass es keinen Unterschied macht, durch welches Interpretationsniveau die Einsichtsgewinnung in den Traum erfolgt. So waren die beiden Interpretationsmethoden des „Bezugs zum Wachleben" und „Teile des Selbst" zur Einsichtsgewinnung gleich effektiv (Hill et al., 2001). Somit führen beide Methoden, die in der Praxis sowieso oft gemeinsam angewendet werden dürften, zu vergleichbaren Resultaten.

Während in einer Studie gefunden wurde, dass die Handlungsphase zwar nicht so wichtig für eine gut erlebte Sitzungsqualität ist wie die Explorations- und die Einsichtsphase (Hill et al., 1997), legen andere Studien (z. B. Wonnell & Hill, 2000) nahe, dass die Handlungsphase jedoch essenziell ist, um Handlungspläne zu initiieren und Problemlösungsprozesse zu aktivieren. D.h., die Bewertung der Sitzungsqualität und Sitzungstiefe wird hauptsächlich durch den Verlauf der Explorations- und Einsichtsphase bestimmt, während für das Ableiten von Handlungsplänen und deren Umsetzung die Handlungsphase notwendig ist. Dieser an sich triviale Befund zeigte sich in Studien mit gesunden Probanden und es ist daher anzunehmen, dass der Beitrag der Handlungsphase für die Bewältigung von Problemen bei Psychotherapiepatienten noch deutlich größer ausfallen wird, wozu es bislang aber keine empirischen Studien gibt.

Eigene Studien aus unserer Arbeitsgruppe legen ebenfalls nahe, dass die Handlungsphase von großer Relevanz ist für die Formulierung konkreter Verhaltensänderungen und dass vor allem auch in einem Katamnesezeitraum von vier Wochen die Umsetzung der Handlungsziele erfolgreicher verläuft als in einer Kontrollbedingung eines supportiven Gesprächs über einen Traum aber ohne die explizite Handlungsphase (Özeren, 2020). So konnten die Probanden (gesunde Studenten), die eine Handlungsphase nach Hill durchliefen die darin erarbeiteten Handlungspläne besser umsetzen und waren mit der Umsetzung auch zufriedener als die Probanden, die im Anschluss an das supportive Traumgespräch Handlungspläne ableiteten. Die Erfassung der Handlungspläne erfolgte in dieser Studie mit dem in der Studie von Wonnell und Hill (2000) verwendeten Client Action Plan (CAP). Zusätzlich wurde anhand eines selbstkonstruierten Follow-up-Fragebogens (4 Items) die erfolgreiche Umsetzung der Handlungspläne über einen Katamnesezeitraum von vier Wochen erhoben. Die Ergebnisse dieses Fragebogens zeigen, dass vier Wochen nach der therapeutischen Intervention die Probanden mit einer Handlungsphase diese als hilfreich für die Erstellung von Handlungsplänen empfanden, diese besser umsetzen konnten, zufriedener mit der Umsetzung und dem Erfolg der Umsetzung waren als jene Probanden, die ein supportives Traumgespräch ohne explizite Handlungsphase hatten. Die Ergebnisse finden sich in Tabelle 7.

Tabelle 7: Mittelwerte und Standardabweichungen der Zustimmung zu den 4 Aussagen zu Handlungsplänen (in Prozent) nach einem Katamnesezeitraum von 4 Wochen nach Ende der Intervention (Arbeit nach dem Hill-Modell vs. eines supportiven Gesprächs)

	Hill-Modell	**Supportives Gespräch**
Sitzungen als Hilfe für Handlungspläne	81 ± 12	32 ± 14
Umsetzung der Handlungspläne	50 ± 13	18 ± 7
Zufriedenheit mit der Umsetzung	60 ± 24	28 ± 14
Zufriedenheit mit dem Erfolg	54 ± 19	28 ± 17

9.2.6 Vergleich verschiedener Ansätze zur Arbeit mit Träumen

In unserer Arbeitsgruppe an der Universität Düsseldorf wurden auch Studien durchgeführt, um die Effekte der Arbeit mit Träumen nach Hill (1996), Freeman und White (2002) und Montangero (2009) miteinander zu vergleichen (Lopata, 2018; Wright, 2018). Dazu wurden die Effekte der jeweiligen Therapieansätze auf die Sitzungsbewertung, die Einstellung zu Träumen und zu Erzielung von Einsichts- und Handlungsgewinnen erfasst. Alle drei Ansätze waren der jeweiligen Kontrollbedingung (Systematisches Gespräch über einen Traum, ohne spezifische Einsichts- und Handlungsgewinnung) überlegen. Zwischen den drei Verfahren gab es aber keine bedeutsamen Unterschiede, sodass angenommen werden darf, dass alle drei Verfahren bezüglich der erhobenen Maße gleich wirksam sind. Die Ergebnisse finden sich in Tabelle 8.

Tabelle 8: Mittelwerte und Standardabweichung der Bewertung der Sitzungsqualität (SEQ, SES) und der Einsichts- und Handlungsgewinne (GDI) im Vergleich der Arbeit mit Träumen nach den Modellen von Hill (1996), Freeman und White (2002) und Montangero (2009)

	Hill	Freeman & White	Montangero
SEQ Tiefe	5,63 ± 0,72	5,77 ± 0,79	5,62 ± 0,85
SEQ Flüssigkeit	5,07 ± 0,96	6,13 ± 1,45	5,00 ± 0,97
SES Mittelwert	4,58 ± 0,56	4, 29 ± 0,67	4,36 ± 0,86
SES Wirksamkeit	4,33 ± 0,76	4,03 ± 0,71	4,10 ± 0,76
GDI Einsichtsgewinn	7,54 ± 0,67	6,96 ± 1,03	7,12 ± 1,48
GDI Handlungsgewinn	6,58 ±1,13	6,27 ± 1,11	5,17 ± 1,64

Anmerkungen: SEQ = Session Evaluation Questionnaire, SES = Session Evaluation Scale, GDI = Gains from Dream Interpretation

10 Therapeutischer Umgang mit besonderen Träumen

In diesem Kapitel soll auf den therapeutischen Umgang mit „besonderen“ Träumen eingegangen werden. Natürlich ist jeder Traum besonders und einzigartig und meistens für den Träumer rätselhaft und interessant. Unter „besonderen“ Träumen werden hier Träume verstanden, die recht selten sind oder Träume, mit denen sich die Träumer aufgrund des Inhalts besonders beschäftigen und die daher eine herausragende und subjektiv besonders hohe Bedeutung zu haben scheinen. Das kann bei Alpträumen, bei luziden Träumen und bei Träumen, von denen die Träumenden meinen, dass sie ein Ereignis der Zukunft voraussagen (präkognitive Träume), der Fall sein.

10.1 Alpträume

Alpträume kommen relativ häufig bei Psychotherapiepatienten vor. Sie können im Kontext von Störungen auftreten (z. B. Posttraumatische Belastungsstörung, PTBS) oder ohne begleitende oder verursachende Störung vorkommen, als sogenannte idiopathische Alpträume (Pietrowsky, 2011). Wenn Alpträume sehr häufig auftreten oder zu psychosozialen Beeinträchtigungen führen, können sie eine eigenständige psychische Störung sein, die Alptraumstörung (F51.5) nach DSM-5 (APA/Falkai et al., 2015). Alpträume sind definiert, als „...ausgedehnte, extrem dysphorische und gut erinnerbare Träume, die üblicherweise Bemühungen enthalten, Bedrohungen der Überlebens, der Sicherheit oder der körperlichen Integrität zu vermeiden ...“ (APA/Falkai et al., 2015, S. 551). Wenn Patienten in der Therapie Alpträume berichten, stehen häufig zwei Fragen im Vordergrund: (1) Was bedeuten diese schlimmen Träume? (2) Können die Alpträume verringert oder ganz verhindert werden?

Es ist gut nachvollziehbar, dass Patienten mit Alpträumen diese Träume verstehen wollen und wissen möchten, warum sie von Verfolgung, Tod, schlimmen Krankheiten, Versagen, Bloßstellung oder anderen sehr belastenden Ereignissen träumen. Dies umso mehr, als die Patienten im Wachleben diese Ängste oder schlimmen Gedanken meistens gar nicht haben. Diese Frage stellt sich in der Regel bei posttraumatischen Alpträumen nach einem erlebten Trauma nicht. Hier ist es den Betroffenen klar, warum sie diese (meistens) immer wiederkehrenden Träume von der traumatisierenden Situation haben. In der Behandlung steht vor allem der Umgang mit den belastenden Alpträumen im Vordergrund und wie diese Belastungen nach Möglichkeit reduziert oder abgeschwächt werden können.

Auch wenn die Träumenden in idiopathischen Alpträumen meistens das Opfer bedrohlicher Situationen (Verfolgung, Angriffe) sind, gibt es auch Alpträume, in denen die Träumenden selbst die Ursache von aggressiven Akten sind, also selbst zum Täter werden. In diesen Täteralpträumen träumen die Personen beispielsweise davon, dass sie andere Personen körperlich oder verbal attackieren oder sie sogar töten (Mathes, Renvert, Eichhorn, v. Martial, Gieselmann & Pietrowsky, 2018). Solche Täteralpträume sind gar nicht so selten und stellen etwa 18 % aller Alpträume dar (Mathes et al., 2018). Es ist intuitiv nachvollziehbar, dass solche Täteralpträume mit einer besonders großen persönlichen Belastung einhergehen und sich für die Träumenden die Frage stellt, warum sie solche grausamen Dinge träumen, bzw. im Traum ausführen, die sie ja im Wachleben nie tun würden. Welche Abgründe scheinen tief in ihnen zu schlummern? Hier ist die Klärung der Träume, ihr möglicher Bezug zum Wachleben und zur Person und ihre Interpretation zum Wohl der betroffenen Personen besonders evident.

Grundsätzlich können idiopathische Alpträume psychotherapeutisch genauso bearbeitet werden wie andere Träume. Wie oben beschrieben, sind persönlich bedeutsame Träume besonders gut geeignet, um hilfreiche Einsichts- und Handlungsgewinne zu erzielen. Dies ist bei Alpträumen in besonderem Maße gegeben, da sie ja mit einer deutlichen Betroffenheit der Träumer einhergehen. Alpträume werden demgemäß nach dem in diesem Buch vorgestellten Modell auch so bearbeitet, dass mit ihnen die vier Phasen der Arbeit mit Träumen durchgegangen werden, also die Explorations- und Einsichtsphase, die Reformulierung und Handlungsphase. Bei der Exploration von Alpträumen kann es Patienten schwerfallen, die belastenden Traumbilder detailliert zu beschreiben. Hier ist es einerseits hilfreich, als Therapeut behutsam und empathisch vorzugehen und sehr belastende Detailschilderungen möglicherweise etwas zurückzustellen, andererseits aber auch darauf zu verweisen, dass eine genaue Beschreibung wichtig ist, um den Traum gut zu verstehen. Dies ist vor allem dann der Fall, wenn die Alpträume auch dahingehend behandelt werden sollen, dass sie weniger werden oder weniger belastend werden. Ebenso kann es sein, dass bei der Erarbeitung von Assoziationen zu dem Alptraum belastende oder selbstwertbedrohliche Assoziationen auftauchen, die den Patienten zuvor vielleicht nicht oder nicht in dieser Deutlichkeit bewusst waren, die entsprechend aufgefangen werden müssen. Dies gilt insbesondere bei der Frage nach Bezügen aus dem Wachleben, wo die Möglichkeit besteht, dass tatsächliche Belastungen oder Sorgen aus dem Wachleben (Traumatisierungen, Krankheiten, Sorgen um Familienmitglieder, etc.) genannt werden. Es kann aber auch sein, dass es nicht gelingt, Bezüge des Alptraums zum Wachleben zu finden, da die belastenden Situationen des Alptraums oft keinen Bezug zum Wachleben haben.

In der Einsichtsphase kann es unter Umständen schwer werden, eine Interpretation, eine mögliche Bedeutung des Alptraums zu finden, da er ja vordergründig gerade nicht zu der Person passt. Einfach ist es meistens, wenn es sich um Versagensträume handelt, also beispielsweise eine Prüfung, die man nicht besteht oder Aufgaben, die einem vom Vorgesetzten immer wieder gestellt werden und die nicht zu bewältigen sind. Hier können gegebenenfalls aktuelle Überforderungs- oder Versagensängste eruiert werden, die sich in den Alpträumen ausdrücken. Gleiches gilt für Krankheits- oder Verlustängste, die sich unter Umständen in Alpträumen von schwerwiegenden Krankheiten oder dem eigenen Tod oder dem Tod nahestehender Personen wiederfinden. Schwerer ist es allerdings, wenn eine Person beispielsweise Alpträume davon hat, niedergemetzelt zu werden, und sich nur schwer sinnvolle Bezüge zum Wachleben finden lassen. Wenn keine Bezüge eines Alptraums zum Wachleben in der Explorationsphase gefunden werden konnten, dann ist es in der Einsichtsphase hilfreich, vor allem die Methode der „Teile der Person" anzuwenden, da möglicherweise die sich in den Alpträumen manifestierenden Ängste oder Schamgefühle eher zeitlich überdauernde Persönlichkeitsaspekte der Patienten widerspiegeln.

Die sich aus der Arbeit mit Alpträumen ergebenden Handlungsziele und Handlungspläne unterscheiden sich nicht grundsätzlich von denen aus der Arbeit mit anderen Träumen. Lassen sich in der Einsichtsphase Ängste oder Sorgen herausarbeiten, die möglicherweise mit dem Alptraum in Zusammenhang stehen, so können (und sollten) diese therapeutisch behandelt werden. Dies entspricht dem Transfer der Handlungsziele und -pläne in den Alltag, einer wichtigen Methode der Handlungsphase. Die andere grundsätzliche Methode der Handlungsphase, nämlich den Traum so zu verändern, wie der Patient ihn gerne hätte, entspricht dem Vorgehen der Imagery Rehearsal Therapie (IRT) bei der Behandlung von Alpträumen, die weiter unten kurz vorgestellt wird. Ein solches Vorgehen hat neben dem Effekt der Reduktion der Alptraumhäufigkeit und -intensität den Vorteil, mögliche Handlungsziele und Handlungspläne für den direkten Umgang mit dem bedrohlichen Alptrauminhalt zu entwickeln und daraus Einsichten in den kognitiven und emotionalen Umgang mit dem Alptrauminhalt zu gewinnen, die ihrerseits wieder therapeutisch relevant sein können.

Bei posttraumatischen Alpträumen, denen ein tatsächlich erlebtes Trauma zugrunde liegt, ist die Frage der Exploration und Einsichtsgewinnung weniger relevant, da der Bezug zu Ereignissen aus dem Wachleben deutlich evident ist und es bei der Arbeit mit solchen Träumen eher darum geht, möglich Handlungsimplikationen und Handlungspläne abzuleiten, um mit diesen Träumen besser umgehen zu können und weniger unter diesen Träumen zu leiden. Dies erfolgt im Wesentlichen mithilfe eines imaginativen Veränderns des posttraumatischen Alptraums, der IRT. Dennoch können auch posttraumatische Alpträume mit der hier vorgestellten Methode der Arbeit mit Träumen bearbeitet werden, da hierdurch auch Einsichten in den Umgang mit diesen Trauma- und Trauminhalten gewonnen werden können. Diese sind unter Umständen auch für die Therapie der Traumafolgestörung relevant, da sie Aufschluss über kognitive und emotionale Verarbeitungsmuster geben und Schemata offenlegen können.

Bei der Exploration eines posttraumatischen Alptraums ist besondere Umsicht gefordert, da es durch das intensive Wiedererleben des Traums durch die detaillierte Exploration zu Flashbacks und Dissoziationen beim Patienten kommen kann. Deshalb wird empfohlen, die Arbeit mit Träumen bei Patienten mit einer PTBS erst dann einzusetzen, wenn die Patienten einige grundlegende Techniken im Umgang mit Dissoziationen beherrschen (etwa die Tresorübung oder die Übung vom sicheren Ort), um gegebenenfalls eine auftretende Dissoziation beherrschen zu können. Die Arbeit mit posttraumatischen Träumen bei Patienten mit einer Traumafolgestörung sollte daher nicht zu Beginn der therapeutischen Arbeit mit diesen Patienten stehen.

Aufgrund der Tatsache, dass es sich bei posttraumatischen Alpträumen um die Wiederholung eines erlebten Traums in derselben oder in ähnlicher Weise im Traum handelt, wird es bei der Interpretation des Traums in der Einsichtsphase vorrangig darum gehen, wie der Patient mit dem erlebten Trauma (und seiner Replikation im Traum) umgeht, weniger darum, auf welches Problem der Traum verweisen könnte. Es stehen somit hier in der Einsichtsphase vor allem Anteile der Persönlichkeit im Vordergrund, also die Frage, welche Persönlichkeitseigenschaften oder kognitiven Stile die Verarbeitung und Integration des Traumas erschweren, was wiederum psychotherapeutisch von hoher Relevanz sein kann. Entsprechend wird die Reformulierung des Traums nicht den Trauminhalt auf einer abstrakteren Ebene wiedergeben, sondern sie wird den Umgang des Patienten mit seinem Trauma unter ein Motto stellen, beispielsweise „Ich schaffe es nicht, das Ereignis zu akzeptieren“ oder „Ich verlange nach Rache für den Täter“ oder „Der Unfall hat mein Selbstvertrauen komplett zerstört“.

Aus diesen Reformulierungen ergeben sich schlüssig und folgerichtig Handlungsziele und -pläne, die in der Handlungsphase entwickelt und umgesetzt werden können. Es geht bei posttraumatischen Alpträumen nicht darum, das tatsächlich stattgefundene Trauma zu verändern, sondern den Umgang mit dem Trauma bzw. dem Traum. Letztlich wird sich die therapeutische Arbeit dann häufig darauf konzentrieren, kognitive und emotionale Verarbeitungs- und Bewältigungsstile bewusst zu machen und in therapeutisch sinnvoller Weise zu verändern.

Wenn Patienten Alpträume haben und stark durch diese belastet sind, ist oft die Reduktion der Alptraumfrequenz und -intensität ein wesentliches therapeutisches Ziel und Anliegen der Patienten. Dies schließt die Arbeit mit dem Alptraum im Sinne eines Einsichts- und Handlungsgewinns in den Traum nicht aus. Typischerweise sollte bei durch Alpträumen sehr belasteten Patienten zuerst die Alptraumbelastung mithilfe der IRT erfolgen, und – wenn dies gewünscht wird oder therapeutisch sinnvoll erscheint – anschließend die Arbeit mit dem Alptraum nach der in diesem Buch vorgestellten Methode durchgeführt werden, um zusätzliche Einsichten in die mit dem Alptraum verbundenen persönlichen Aspekte zu erlangen. Bei durch eine Alptraumstörung sehr belasteten Patienten kann diese Störung so massiv sein, dass es zu einer ausgeprägten Angst vor dem Schlafen kommt, bis hin zu Suizidabsichten und suizidalen Handlungen, weshalb die Erleichterung, die durch die IRT erreicht wird, hier Vorrang hat.

Merke

Bei der IRT handelt es sich um ein imaginatives Verfahren, welches darin besteht, dass in einem therapeutischen Prozess Patient und Therapeut gemeinsam den Alptraum verändern, sodass eine neue Traumgeschichte entsteht, die dem ursprünglichen Alptraum so nahe wie möglich ist, ohne dass sie aber noch die durch den ursprünglichen Alptraum ausgelösten negativen Affekte hervorruft. Die so entwickelte neue Traumgeschichte wird dann wiederholt imaginiert (Thünker & Pietrowsky, 2011). Durch die wiederholte Imagination kommt es zum Überschreiben des ursprünglichen Alptraumskriptes in einem vermuteten Angst- bzw. Alptraumnetzwerk (Spoormaker, 2008), sodass der ursprüngliche Alptraum nicht mehr oder nur noch seltener auftritt und dann mit einer deutlich geringeren Angst verbunden ist (Thünker & Pietrowsky, 2012).

Die IRT gilt als einfache und sehr erfolgreiche Methode zur Behandlung von Alpträumen, was durch zahlreiche Studien und auch Metaanalysen belegt werden konnte (Augedal, Hansen, Kronhaug, Harvey & Pallesen, 2013; Gieselmann et al., 2019; Hansen, Höfling, Kröner-Borowik, Stangier, & Steil, 2013). Die manualisierte Anwendung einer IRT im Rahmen einer Einzeltherapie für sowohl idiopathische als auch posttraumatische Alpträume ist in Thünker und Pietrowsky (2011) detailliert beschrieben und es soll hier nicht weiter darauf eingegangen werden.

Im Rahmen der psychotherapeutischen Arbeit mit Alpträumen ist es selten der Fall, dass die Patienten ausschließlich zur Behandlung der Alpträume in die psychotherapeutische Praxis kommen, auch wenn dies in letzter Zeit vermehrt der Fall ist. Wie oben erwähnt, sollte bei Patienten, die sehr durch ihre Alpträume belastet sind, zuerst die IRT durchgeführt werden, bevor zur Deutung des Alptraums geschritten wird. Erfahrungsgemäß haben viele Patienten nach der erfolgreichen Durchführung einer IRT den Wunsch, ihre Alpträume auch besser zu verstehen und – sofern es sich nicht um posttraumatische Alpträume handelt – auch zu wissen, warum sie diese unheilvollen und erschreckenden Träume haben. Somit kann sich die Durchführung einer IRT und einer Arbeit mit Träumen nach der hier vorgestellten Methode an dem zuvor behandelten Alptraum sinnvoll ergänzen. Die Durchführung einer IRT gemäß dem Manual von Thünker und Pietrowsky (2011) nimmt etwa acht Therapiestunden in Anspruch und kann ebenso wie die Arbeit mit einem Traum sinnvoll in eine laufende Therapie integriert werden.

10.2 Luzide Träume

Unter luziden Träumen oder Klarträumen werden Träume verstanden, die dadurch gekennzeichnet sind, dass der Träumende während des Träumens weiß, dass er gerade träumt (LaBerge, 1987). Manche Autoren engen die Definition des luziden Träumens weiter ein und nehmen auch die Möglichkeit, in den gerade geträumten Traum einzugreifen und ihn zu verändern, als ein Merkmal eines luziden Traums auf.

Die Fähigkeit, zum luziden Träumen, scheint relativ weit verbreitet zu sein. Studien sprechen von einer Prävalenz von 26 % (Stepansky, Holzinger, Schmeiser-Rieder, Saletu, Kunze & Zeitlhofer, 1998) bis hin zu 51 % (Schredl & Erlacher, 2011) an luziden Träumern in der Bevölkerung. Es ist aber auch zu beachten, dass in den Untersuchungen unterschiedliche Definitionen des Klarträumens verwendet wurden und es daher nicht auszuschließen ist, dass andere, dem luziden Träumen ähnliche Phänomene, wie etwa hypnagoge und hynopompe Zustände erfasst wurden. Auch haben die meisten Menschen, die über die Fähigkeit zum luziden Träumen verfügen, nur selten luzide Träume. Bei diesen Personen machen luzide Träume insgesamt etwa nur zwischen 0,3 % und 0,7 % aller Träume aus (Barrett, 1991; Zadra & Pihl, 1992). Die Fähigkeit zu luziden Träumen kann erlernt werden, wobei die Angaben darüber, wie leicht das gelingen kann, stark divergieren. Es gibt verschiedenste Methoden zum Erlernen des luziden Träumens (Erlacher, 2010).

Luzide Träume eignen sich in besonderer Weise für therapeutische Zwecke, vor allem zur Behandlung von Alpträumen, da in luzide Träume eingegriffen werden kann und aversive Trauminhalte so direkt durch den Träumer verändert und zum Guten gewendet werden können (Holzinger, 2013; Spoormaker & van den Bout, 2006). Es ist aber auch möglich, luzide Träume in der Psychotherapie dahingehend zu nutzen, dass etwa Traumpersonen direkt dazu befragt werden, welche Bedeutung sie im Traum haben (Tholey, 1988). Damit kann in gewisser Weise die Explorations- und Einsichtsphase des hier vorgestellten Modells teilweise in den Traum direkt verlagert werden. Selbst die Ableitung von Handlungsplänen kann aus luziden Träumen erfolgen, indem sich etwa aus einem luziden Traum die Implikation ergibt, mit einer der Traumfiguren ein klärendes Gespräch zu führen oder sich zu versöhnen (Tholey, 1988).

Für die psychotherapeutische Arbeit mit Träumen ergibt sich daraus, dass Personen, die über die Fähigkeit zum luziden Träumen verfügen, im therapeutischen Prozess erarbeite Verhaltensweisen (z. B. im Rahmen sozialer Interaktionen) direkt in ihre Klarträume integrieren und ausprobieren können. Anstelle oder zusätzlich zu realen Verhaltensexperimenten oder Expositionen können diese dann im „Experimentierfeld“ des Traums angewandt und getestet werden. Da es gute empirische Hinweise dafür gibt, dass luzide Träume gut dazu geeignet sind, mentale Prozesse und Handlungsabläufe zu üben (z.B. auch im Sport; Erlacher & Schredl, 2010) erscheint die Anwendung auf therapeutisch relevante und neu zu übende Verhaltensweisen erfolgversprechend.

Aufgrund der genannten potenziell hilfreichen Aspekte des luziden Träumens für die Psychotherapie kann es auch angeraten sein, Patienten, die über diese Fähigkeit nicht verfügen, diese erlernen zu lassen. Hierbei ist es nicht entscheidend, dass der Therapeut selbst über die Kompetenz des Klarträumens verfügen muss, da es Bücher gibt, mit denen sich das luzide Träumen auch im Selbststudium erlernen lässt (z.B. Erlacher, 2010; Tholey & Utecht, 1997). Es sei aber darauf hingewiesen, dass das Erlernen des luziden Träumens möglicherweise nicht allen Personen leicht gelingen wird. Abgesehen von den oben genannten psychotherapeutisch hilfreichen Aspekten des luziden Träumens kann es auch generell die Selbstwirksamkeitserwartung erhöhen.

10.3 Präkognitive Träume

Es kommt relativ häufig vor, dass Patienten präkognitive Träume berichten. Diese Träume machen sie sehr besorgt und können zu realen Ängsten führen. Unter präkognitiven Träumen versteht man Träume, die ein zukünftiges Ereignis voraussagen (z.B. den Tod einer Person, eine Begegnung mit einer bestimmten Person oder einen Aufenthalt an einem bestimmten Ort). Die Richtigkeit eines präkognitiven Traums kann daher erst in der Zukunft festgestellt werden, wobei die Zeitspanne zwischen Traum und dem Eintritt des geträumten Ereignisses in der Zukunft variabel ist und Tage bis Monate und sogar Jahre betragen kann. Präkognitive Träume sind ein Phänomen der außersinnlichen Wahrnehmung, ähnlich wie Hellseherei, und gehören in das Gebiet der Parapsychologie. Wissenschaftlich gibt es keine Belege für die Existenz von präkognitiven Träumen. Das Phänomen wird aber von vielen Menschen berichtet. Es stellt daher eine besondere Herausforderung für die Psychotherapie dar, mit vermeintlich präkognitiven Träumen der Patienten umzugehen, da diese Träume zu starken Belastungen und Ängsten bei Patienten führen können, wenn diese annehmen, dass ein von ihnen geträumtes schlimmes Ereignis sich in der Zukunft bewahrheiten könnte oder schon eingetreten ist.

Als wissenschaftliche Erklärung für das Phänomen der präkognitiven Träume kann angenommen werden, dass wir natürlich oft von den Dingen träumen, die uns beschäftigen und uns Sorgen bereiten, z.B. von drohenden Erkrankungen, vom Tod bestimmter Personen oder von nicht bestandenen Prüfungen (vgl. Kapitel 3). Diese Ängste und Sorgen haben oft eine reale Grundlage, sei es, dass Krankheitssymptome beobachtet wurden, eine Person schwer krank ist oder eine Prüfung ansteht. Entsprechend ist es nicht überraschend, wenn von diesen Ereignissen oder Ängsten geträumt wird. Treten diese Ereignisse dann tatsächlich ein, können Menschen dazu neigen, die Träume über diese Ereignisse als präkognitiv anzusehen. Betroffene glauben, die Ereignisse seien eingetreten, weil sie davon geträumt haben, obwohl die Kausalität genau entgegengesetzt ist; sie haben davon geträumt, weil sich diese Ereignisse abgezeichnet und sie sich schon vorher mit ihnen beschäftigt haben.

Es sei an dieser Stelle aber auch erwähnt, dass es viele subjektive Berichte über geträumte Ereignisse gibt – und vor allem die zeitliche Koinzidenz zwischen diesen Ereignissen und dem Traum – die wissenschaftlich nicht leicht erklärbar sind. So etwa, wenn eine Person vom Tod einer Person träumt, davon erwacht, und die Person genau in dieser Minute verstorben ist. Ob es sich hierbei um Zufall, Fehler in der Datierung des Traums oder doch tatsächlich um ein bislang wissenschaftlich nicht nachgewiesenes Phänomen einer Gehirn-zu-Gehirn-Verbindung (z.B. Taylor, 1998) handelt, sei dahingestellt. Zur Illustration sei hier ein solcher Traum vorgestellt.

Beispiel

Ein 25-jähriger Patient berichtete, er habe davon geträumt, dass seine Ex-Freundin mit den Skiern einen Abhang hinunterfuhr. Dabei sei sie nach hinten gestürzt und sei mit angewinkelten Knien, den Oberkörper auf dem Rücken liegend, immer weiter den Abhang hinuntergefahren. Dann sei ihr Hals immer länger und länger geworden und schließlich sei der Kopf vom Hals abgerissen. Der Patient sei dann bei diesem schrecklichen Traumbild erwacht. Ein Blick auf den Wecker habe 5.23 Uhr angezeigt. Am nächsten Tag habe er erfahren, dass sich eben diese Ex-Freundin in suizidaler Absicht vor den Zug gelegt habe. Dieser habe ihr den Kopf vom Leib getrennt und das sei exakt um 5.23 Uhr geschehen.

Aus psychotherapeutischer Perspektive stellt sich die Frage, wie mit Träumen, die die Patienten als präkognitiv erachten, umgegangen werden kann, bzw. wie sie therapeutisch genutzt werden können. Hier sind zwei Maßnahmen wichtig: Edukation und Bearbeitung der möglicherweise dem Traum zugrunde liegenden Ängste und Sorgen. Edukation bezieht sich darauf, den Patienten zu vermitteln, dass es nach dem gegenwärtigen wissenschaftlichen Wissensstand keine präkognitiven Träume gibt. Wenn sich Ereignisse bewahrheiten, von denen früher geträumt wurde, liegt das mit großer Wahrscheinlichkeit daran, dass über diese Ereignisse auch schon im Wachzustand nachgedacht wurde und sie deshalb Eingang in die Träume gefunden haben. Oder dass es sich um Rückschau- oder Erinnerungsfehler handelt, dass der Traum in Wirklichkeit gar nicht etwa vom Tod der nun verstorbenen Person handelte, sondern vom Tod einer anderen Person, aber nun, da das traurige Ereignis eingetreten ist, der vergangene Traum rückwirkend anders oder falsch erinnert wird. Diese edukativen Maßnahmen sind von großer Wichtigkeit, da sie den Patienten helfen können, sich Erleichterung zu verschaffen oder Schuldgefühle abzubauen. Nicht selten fühlen sich Patienten in magischer Weise etwa am Tod einer Person schuldig, weil sie von deren Tod geträumt haben. Es sind oft auch sehr rationale und logisch denkende Menschen, die nicht ausschließen wollen, dass Träume die Zukunft vorwegnehmen können, sodass die Gruppe der Patienten, die durch vermeintlich präkognitive Träume belastet werden, nicht so gering ist, wie man meinen möchte.

Im Anschluss an die Aufklärung stellt die Bearbeitung der möglicherweise einem präkognitiven Traum zugrunde liegenden Ängste und Sorgen (aus dem Wachleben) die zentrale und originäre psychotherapeutische Arbeit dar. Hierbei sind zwei Formen der vermeintlich präkognitiven Träume zu unterscheiden: zum einen Träume, die von den betreffenden Personen als präkognitiv eingeschätzt werden und bei denen das geträumte Ereignis ängstlich-sorgenvoll erwartet wird, dieses aber bislang noch nicht eingetreten ist. (Präkognitive Träume beziehen sich meist auf bedrohliche Ereignisse, selten auf ein positives Ereignis. So wird z. B. ein Traum von einem Lottogewinn meist als Illusion abgetan und nicht als präkognitiv.) Zum anderen vermeintlich präkognitive Träume, bei denen das Ereignis von dem geträumt wurde, bereits eingetreten ist. Hier sind die betreffenden Personen also davon überzeugt, dass ein bestimmtes Ereignis eingetreten ist, von dem sie zuvor schon geträumt hatten.

Bei der Bearbeitung eines präkognitiven Traums, dessen geträumtes Ereignis noch nicht eingetreten ist, wird der Schwerpunkt der therapeutischen Arbeit auf der Bearbeitung der mit dem Traum verbundenen Ängste und Sorgen um das zukünftig erwartete Ereignis liegen. Hierbei kann entweder direkt nach den Ängsten und Sorgen gefragt werden, die dieser Traum auslöst und nach möglichen Bezügen zu diesen aus dem Wachleben. Wenn diese nicht offensichtlich sind oder dem Patienten nicht unmittelbar zugänglich, kann durch die Anwendung der Explorations- und Einsichtsphase aus dem hier vorgestellten Modell versucht werden, Assoziationen zu den Traumbildern und vor allem Bezüge zum Wachleben herzustellen. In der Regel werden sich dann Sorgen, Befürchtungen oder Ängste finden lassen, die der Patient im Wachleben aus bestimmten (realen) Gründen hat. Für diese kann dann in einer anschließenden Handlungsphase erarbeitet werden, wie im Realen mit diesen Ängsten und Sorgen umgegangen werden kann. Bei einem Traum von einer schweren Erkrankung könnte etwa eine ärztliche Abklärung eine mögliche Handlungsimplikation sein, aber auch die regelrechte psychotherapeutische Behandlung von Krankheitsängsten, falls sich diese als nicht angemessen erweisen sollten. Zentral sollte der Punkt disputiert werden, dass die durch den Traum aktivierten Ängste vor einer Erkrankung die Person belasten und entsprechend auch eine Verschiebung der Problemdefinition vom präkognitiven Traum hin zu den durch den Traum ausgelösten Ängsten und Befürchtungen stattfinden. Möglich ist auch in der Handlungsphase die Veränderung des Traums, sodass das vorausgesagte Ereignis nicht zutrifft oder nicht bedrohlich ist. Ein Traum von einer schweren Krankheit könnte beispielsweise so geändert werden, dass sich die Symptome der Krankheit als nicht schwerwiegend erweisen oder dass medizinische Hilfe in Anspruch genommen wird, die erfolgreich die befürchtete Krankheit heilen kann.

Bei vermeintlich präkognitiven Träumen, bei denen das durch den Traum angekündigte Ereignis bereits eingetreten ist, steht nicht die Befürchtung dieses Ereignis bei den Patienten im Vordergrund, sondern die Bewertung des Traums als präkognitiv. Hier sollte nach der oben dargestellten Aufklärung über die logischen Fehler bei der Einschätzung eines Traums als präkognitiv einerseits auf die Verschiebung der Problemdefinition und andererseits wieder auf die durch den Traum aktivierten Ängste und Befürchtungen eingegangen werden. Bei dieser Art von vermeintlich präkognitiven Träumen beschäftigen sich die Patienten meist mehr mit dem Traum als mit dem durch den Traum indizierten Ereignis. Die Verschiebung der Problemdefinition sollte hier also auch wieder weg vom Traum hin zum Ereignis erfolgen. Es ist das (meist negative) Ereignis, das therapeutisch relevant ist und das vermutlich schon länger die Patienten beschäftigt hat und welches deshalb Gegenstand der Psychotherapie sein sollte. Die psychotherapeutische Arbeit mit dem Traum wird sich hier – paradoxerweise – primär damit beschäftigen, die Bedeutung des Traums zu relativieren, um von dem Traum weg und ohne eine tiefergehende Exploration des Traums hin zu Handlungsplänen zu kommen, die für den Umgang mit dem eingetretenen negativen Ereignis wichtig sind. Dadurch wird eine Entlastung der Patienten vom Traum und einer möglicherweise schuldhaft besetzten Mitverantwortung für den Eintritt des negativen Ereignisses erreicht. Die therapeutische Bearbeitung der durch den vermeintlich präkognitiven Traum vorausgesagten Ereignisse und die damit verbundenen Ängste und Sorgen werden in bewährter verhaltenstherapeutischer Weise behandelt.

11 Fallbeispiele

Im Folgenden soll die verhaltenstherapeutische Arbeit mit Träumen anhand zweier Beispiele dargestellt werden. Es handelt sich zum einen um einen relativ langen und komplexen Traum eines 61-jährigen Patienten und zum anderen um den ebenfalls relativ langen und komplexen Traum einer 53-jährigen Patientin. Diese Träume wurden aufgrund ihrer Komplexität ausgewählt, um somit an „relativ schwierigen“ Beispielen die Arbeit mit Träumen zu demonstrieren. Beide Patienten stimmten der Veröffentlichung ihrer Träume und der damit durchgeführten Traumarbeit zu.

11.1 Traum eines 61-jährigen Patienten

Beispiel: Traumbericht des 61-jährigen Patienten

Ich habe einen ehemaligen Nachbarn, der vor kurzem umgezogen ist, in seiner neuen Wohnung besucht (in der ich aber in Wirklichkeit noch nie war). Diese war relativ klein und altmodisch (Bild 1). Dabei ist sein kleiner Hund (er hat gar keinen Hund) aus der Wohnung entwischt und davongelaufen (Bild 2). Bei dem Besuch ist mir eingefallen, dass wir ja auch noch eine leere (nicht bezogene) 3-Zimmer-Wohung haben. Das hat mich erfreut, besonders weil ich dachte, dass wir dann noch ein neues Bett für's Schlafzimmer kaufen können (Bild 3).

Szenenwechsel: Bin an einem Strand, kurz vor dem Flug nach New York. Sandstrand, eine Bank. Ich binde meinen Rucksack an der Bank fest (Bild 4). Ein anderer Mann meint, es reicht noch, ins Wasser zu gehen und zu baden vor dem Einchecken (Bild 5). Als ich im Wasser bin, kommt eine Flutwelle, aber nicht sehr hoch. Sie überspült aber die Uferpromenade mit der Bank, erreicht jedoch nicht den Rucksack, der auf der Bank steht (Bild 6).

Szenenwechsel: Ich sitze in einer Straßenbahn auf dem Weg zu meinem Arbeitsplatz. Es ist eine alte Bahn, keine so moderne. Die Bahn fährt in einer engen Straße und berührt fast die Häuser. Also da ist kein Gehweg zwischen der Bahn und den Häusern (Bild 7). In einer leichten Kurve, die sie wohl etwas zu schnell nimmt, kippt die Straßenbahn etwas, fällt aber nicht aus den Gleisen (Bild 8). Ich sitze am Fenster, auf derselben Höhe wie die Fenster im Erdgeschoß der Häuser, an denen wir vorbeifahren. Ich sehe in die Wohnungen, Küchen und kann in den Küchen einzelne Gegenstände (Lebensmittelpackungen) erkennen (Bild 9). Als wir an der Endhaltestelle ankommen, sind nur noch ganz wenig Leute in der Bahn. Ich steige mit zwei Mädchen zusammen an der letzten Tür aus. Da kommt ein junger Mann auf mich zu und hält mir einen Zettel hin. Der Mann ist taubstumm und der Zettel der abgerissene Fetzen von rechts oben von einem Blatt Papier. Man erkennt noch Gedrucktes darauf. Absender oder Firmenadresse? Datum? Ich kann es nicht erkennen. Darauf ist aber mit Hand ein italienischer Name geschrieben (Bild 10). Der Taubstumme gibt mir zu verstehen, dass der Mann, dessen Name auf dem Zettel steht, Hilfe benötige. Ich will erst ablehnen, weil ich ja auch nicht weiß, wie ich helfen kann, da sehe ich, dass auch eine örtliche Telefonnummer auf dem Zettel steht und ich denke, dass ich dann ja mal anrufen kann (Bild 11).

In der Zwischenzeit sind die beiden Mädchen ausgestiegen und die Tür ging schon zu und ich muss den Knopf nochmals drücken und den Straßenbahnfahrer bitten, die Tür nochmals zu öffnen, dass ich aussteigen kann (Bild 12). In der Firma gehe ich in Richtung meines Büros. Das Büro ist aber auch kein normales Büro, sondern eher ein Großraumbüro mit vielen Arbeitsplätzen und im Hintergrund einer Empore, auf der auch Schreibtische sind. Es erinnert mich an einen Raum einer anderen Firma, in der ich früher mal gearbeitet habe. An dem Arbeitsplatz auf der Empore sitzen zwei junge Männer und haben ein Radio an. Die Musik ist ziemlich laut und stört mich sehr. Ich gehe zu dem Radio, um es leise zu machen. Aber der Lautstärkeregler-Drehknopf funktioniert nicht. Die Männer weisen auf einen anderen Knopf, den ich drücken muss. Ich drücke lange und wiederholt darauf, dann wird die Musik ganz leise (Bild 13). Auf dem Schreibtisch eines der jungen Männer, auf dem auch das Radio steht, entdecke ich das gleiche Stück Papier wie das, von dem der abgerissene Zettel ist, den mir der taubstumme Mann gab (Bild 14). Dann wache ich auf.

Während des ganzen Traums weiß ich aber, dass die drei Handlungsstränge irgendwie zusammengehören.

Explorationsphase

Im Traum wurden in der Explorationsphase 14 verschiedene Traumbilder identifiziert, die gemäß der DRAW-Methode exploriert wurden. Die Einteilung in die einzelnen Traumbilder ist im obigen Traumbericht bereits vermerkt. Die Abgrenzung der Traumbilder ist nicht immer leicht und eindeutig durchzuführen und wurde vom Therapeuten vorgenommen. Das erste Bild war, dass der ehemalige

Nachbar in seiner neuen Wohnung besucht wurde und dass diese relativ klein und altmodisch eingerichtet war. Es wurde gefragt, was der Nachbar beruflich mache, welche Beziehung zu ihm bestand oder besteht und was der Patient mit einer kleinen und altmodisch eingerichteten Wohnung verbindet. Der Patient schilderte, dass der ehemalige Nachbar seit einigen Jahren im Ruhestand ist und dass er umgezogen sei, weil das bisherige Haus ihm zu groß geworden sei, seit die Kinder ausgezogen sind. Mit einer kleinen und altmodisch eingerichteten Wohnung verbindet der Patient die Erinnerung an die Wohnung seiner Kindheit, die klein, beengt und altmodisch gewirkt hätte, „so mit diesen altmodischen Streifen- und Blumentapeten". Die Gefühle, die der Patient bei diesem Traumbild erlebt, waren einerseits Trauer über den Wegzug des Nachbarn, obwohl kein sehr enges Verhältnis zum Nachbarn und seiner Familie bestand, aber er wisse ja nicht, „wer jetzt einzieht und ob man mit den neuen Nachbarn auch so gut auskommt", und andererseits auch ein gewisses Gefühl der Verbundenheit, weil dem Patienten auch in ein paar Jahren der Ruhestand bevorsteht. Und er (der Patient) wisse noch gar nicht, was er in seinem Ruhestand machen würde, ob er in dem Haus wohnen bleibt oder nicht lieber an einen anderen Ort zieht. Die Gefühle hinsichtlich der kleinen und altmodischen Wohnung seien ebenfalls sehr ambivalent gewesen. Einerseits sei er froh, dass er jetzt nicht mehr in einer so kleinen Wohnung lebe, andererseits habe er sehr schöne Erinnerungen an seine Kindheit, die auch mit der Wohnung verbunden sind und es mache ihn traurig, wenn er daran denke. Alles sei vergangen, das Haus stünde nicht mehr, die Eltern seien tot und die schöne Kindheit sei nur noch eine Erinnerung. Die Assoziationen zum Traumbild waren das Umziehen im Ruhestand, aber noch nicht zu wissen wohin. Der Patient erwägt, mit dem Eintritt in den Ruhestand möglichweise wieder in seine ehemalige Heimat zurückzuziehen, die mehrere hundert Kilometer von seinem jetzigen Wohnort entfernt ist und wo er noch Verwandte und Schulfreunde hat. Das sei auch mit Assoziationen an seine Kindheit verbunden und mit der kleinen und altmodischen Wohnung seiner Kindheit. Auf Trigger aus dem Wachzustand zu diesem Traumbild befragt, konnte der Patient keine konkreten Trigger benennen, außer der permanent unterschwellig vorhandenen Überlegung, was er mit Eintritt des Ruhestandes machen würde.

Das zweite explorierte Traumbild war das Bild, dass der kleine Hund des Nachbarn aus der Wohnung davongelaufen sei. Dabei habe dieser Nachbar in Wirklichkeit gar keinen Hund, früher hätten sie mal eine Katze gehabt. Die damit verbundenen Gefühle seien aber gewesen, dass er im Traum Angst gehabt hätte, dass dem Hund etwas zustoßen könnte, dass er vielleicht sogar von einem Auto überfahren werden könnte. Assoziationen zu diesem Traumbild waren, dass er sich Sorgen machen würde, dass seinem Hunde, den er sehr liebe, etwas zustoßen könnte. Trigger aus dem Wachleben konnte der Patient nicht benennen, weder sei sein Hund in letzter Zeit davongelaufen, noch sei ihm etwas zugestoßen, aber er sei halt immer um das Wohlergehen seines Hundes besorgt.

Das dritte Traumbild war, dass dem Patienten im Traum während der Besichtigung der neuen Wohnung seines ehemaligen Nachbarn eingefallen sei, dass er ja noch eine nicht bezogene 3-Zimmer-Wohnung habe und dass er dann ja ein Bett für das Schlafzimmer dieser Wohnung kaufen könne. Die Gefühle zu diesem Traumbild waren, dass er sich sehr gefreut habe, diese Wohnung zu haben und einrichten zu können. Auch in der Exploration dieses Traumbilds wurde der Patient sehr euphorisch und beschrieb eine große Freude bei dem Gedanken, noch eine zusätzliche Wohnung zu haben. Die Assoziationen zu diesem Traumbild waren mannigfaltig. Der Patient schilderte, dass er oft davon träume, noch eine zusätzliche Wohnung zu haben, die er fast vergessen hätte und das immer ein besonders schöner Traum wäre, wenn er von einer vergessenen Wohnung träume. Auch assoziierte der Patient, dass er wohl einen so starken Wunsch nach einer weiteren Wohnung habe, weil in seiner Kindheit seine Wohnverhältnisse so beengt gewesen seien. Er bewohne jetzt ein großes Haus nur zusammen mit seiner Frau, aber eigentlich könne er nie genug Platz haben. Und er plane auch gern die Einrichtung von Wohnungen und mache das oft in seiner Fantasie. Ein möglicher Trigger aus dem Wachleben zu diesem Traumbild sei der Kauf eines neuen Bettes vor einem Jahr gewesen. Das Bett sei sehr schön, aber auch sehr teuer gewesen. Im Gegensatz zu dem Bett, das er zuvor hatte, sei es auch deutlich höher und auch für das Alter besser geeignet, da es leichter sei, aus diesem Bett zu kommen, als aus dem niedrigen Futon-Bett, das er zuvor besessen hatte.

Das vierte Traumbild war ein Bild nach einem abrupten Szenenwechsel im Traum und beinhaltete, dass der Patient vor einem Flug nach New York war. Er sei am Flughafen gewesen und hätte noch etwas Zeit vor dem Einchecken am Flughafen gehabt. Unmittelbar vor dem Flughafen sei der Strand gewesen, und als er an den Strand gegangen sei, sei nur noch der Strand da gewesen und kein Flughafen mehr. Es sei ein Sandstrand gewesen, an einem Küstenort, mit Uferpromenade und Sitzbänken, wie an der Ostseeküste. Er habe seinen Rucksack auf einer dieser Sitzbänke abgestellt. Nach seinen Gefühlen zu diesem Traumbild befragt, schilderte der Patient wieder sehr euphorisch, wie gern er nach New York reisen möchte, eine Stadt, in der er früher öfters gewesen sei und die ihm sehr gut gefallen hätte. Im Traum sei das auch ein wunderbares Gefühl gewesen, zu wissen, dass er jetzt nach New York reisen könne. Als Assoziationen zu diesem Traumbild benennt der Patient, dass er sehr gern reise, seine Reisetätigkeit aber in letzter Zeit etwas eingeschränkt habe. Er sei immer mit Rucksack auf eigene Faust und nicht mit organisierten Reisen unterwegs gewesen und habe diese Unabhängigkeit und das Abenteuer geschätzt. Als mögliche Trigger aus dem Wachleben berichtet der Patient, dass er gerne wieder nach New York reisen möchte und er sich dies in letzter Zeit auch konkreter überlegt hat.

Im fünften Traumbild taucht ein fremder Mann auf, der dem Patienten, der zu diesem Zeitpunkt noch bei seinem Rucksack steht, sagt, dass noch Zeit bis zum Abflug wäre und man noch im Meer baden könnte. Befragt, ob der Patient den

Mann beschreiben könne, antwortete er, dass der Mann irgendwie gesichtslos gewesen sei. Auch wisse er nicht mehr, ob der Mann auch zum Baden ins Meer gegangen sei. Aber das Gefühl im Traum sei sehr angenehm gewesen, er habe sich gefreut, dass er noch etwas baden könne und dies auch gemacht. Er habe keine Angst gehabt, seinen Flug zu verpassen. In Wirklichkeit würde er so etwas ja nie machen. Er sei jemand, der immer überpünktlich am Flughafen oder am Bahnhof sei. Vor dem Abflug nochmals Schwimmen zu gehen, sei für ihn undenkbar; umso mehr habe er im Traum die Leichtigkeit und Unbeschwertheit genossen, die er da gehabt hätte. Als Assoziationen zu diesem Traumbild benannte der Patient Urlaubsreisen an die Ostsee, an die ihn der Strand im Traum erinnert habe. Und plötzlich sei ihm auch eine Urlaubsreise zu einem ägyptischen Badeort vor vielen Jahren eingefallen, wo der Flughafen tatsächlich in unmittelbarer Nähe des Strandes gewesen sei. Mögliche Trigger aus dem aktuellen Wachleben für dieses Traumbild konnte der Patient nicht benennen.

Das nächste (sechste) Traumbild war, dass eine Flutwelle kam als er im Wasser war, die die Uferpromenade überspült hat. Sie sei aber nicht so hoch gewesen, dass sie seinen Rucksack erreicht hätte, der auf einer Bank abgestellt war. Er habe sich nicht gefürchtet, als er die Flutwelle auf sich zukommen sah. Und als er gesehen habe, dass sein Gepäck auch heil bleibt, habe ihn die Flutwelle nicht beunruhigt. Das Gefühl während dieses Traumbildes sei eher Neugier und Überraschung gewesen, aber keine Angst oder Besorgnis. Auch bei der Exploration dieser Traumszene berichtet der Patient eher neutrale bis positive Gefühle, er habe im Traum keine Angst erlebt und auch die Schilderung erwecke keine Sorge, es sei eher interessant, diesen „kleinen Tsunami" zu erleben. Als Assoziationen zu diesem Traumbild berichtet der Patient, dass ihm einmal auf einer Flugreise sein Rucksack abhandengekommen sei. Und auch, dass er es liebe, im Meer zu schwimmen, wo hohe Wellen sind, ähnlich dieser kleinen Flutwelle im Traum. Es sei ein wunderschönes Gefühl, sich in die Wellen zu stürzen oder unter ihnen hindurch zu tauchen. Die Frage nach möglichen Triggern aus dem Wachleben zu diesem Traumbild beantwortete der Patient dahingehend, dass er sich vor einiger Zeit mit einer Bekannten unterhalten hätte, die tatsächlich davon geträumt habe, dass sie im Meer gebadet hätte und eine große Flutwelle wie von einem Tsunami auf sie zugekommen wäre und sie in die Tiefe gerissen hätte und sie im Traum gedacht habe, sie würde ertrinken.

Das siebte Traumbild war wiederum nach einem abrupten Szenenwechsel im Traum, als der Patient träumte, er fahre in einer alten Straßenbahn und sei auf dem Weg zu seinem Arbeitsplatz. Und dass die Bahn in einer sehr engen Straße fahre und knapp an den Hauswänden vorbei. Befragt, ob er das aus seinem Wachleben kenne, er also mit der Straßenbahn zu seiner Arbeit fahre oder die enge Straße kenne, verneinte dies der Patient. Er fahre nicht mit der Straßenbahn zur Arbeit, aber er kenne eine Stelle, an der die Straßenbahn sehr dicht an Hauswänden vorbeifahre; das sei aber in einer anderen Stadt. Die während dieses Traumbildes aufgetretenen Gefühle seien angenehm gewesen, er habe es genossen, Straßenbahn zu fahren und es sei aufregend gewesen, so dicht an den Häusern vorbeizufahren. Assoziationen zu diesem Bild waren die Fahrt mit der Straßenbahn in der anderen Stadt, wo die Bahn tatsächlich so dicht an Häusern vorbeifährt. Trigger aus dem Wachleben für dieses Traumbild konnte der Patient nicht benennen.

Im achten Traumbild träumte der Patient, wie die Straßenbahn etwas zu schnell fuhr und in einer Kurve fast aus den Schienen gekippt wäre. Ein solches Ereignis ist dem Patienten noch nicht widerfahren. Das Gefühl im Traum sei erst etwas beängstigend gewesen, aber dann habe der Patient Erleichterung verspürt, als er gemerkt habe, dass nichts passiert und die Straßenbahn nicht umkippt. Assoziationen zu diesem Traumbild kann der Patient dahingehend benennen, dass er das von seiner Modelleisenbahn her kenne, mit der er als Kind gespielt habe und wo die Eisenbahnen aus der Kurve flogen, wenn er zu schnell gefahren sei. Auch kenne er diese Besorgnis von Straßenbahnfahrten, wenn die Bahn sehr schnell in Kurven fahre und er sich wundere, dass sie das können, ohne aus den Schienen zu kippen. Einen Trigger aus dem Wachleben für dieses Traumbild konnte er nicht benennen, er habe derartiges nicht in letzter Zeit erlebt.

Das neunte Traumbild handelt davon, wie der Patient mit der Straßenbahn fährt und am Fenster sitzt und beim Blick aus dem Straßenbahnfenster durch die Fenster der vorbeiziehenden Häuser in die Wohnungen schauen kann. Besonders erinnere er sich an Küchen, die er sehr detailreich sieht und einzelne Gegenstände erkennen kann, unter anderem Lebensmittelpackungen. Die Gefühle während dieses Traumbildes beschreibt der Patient als gespannt-neugierig. Es sei total spannend gewesen, in die Wohnungen, insbesondere die Küchen der vorbeiziehenden Häuser zu schauen und die Menschen dort beim Frühstück oder einfach nur Küchen ohne Bewohner zu sehen. Sein Gefühl beim Sprechen über das Traumbild beschreibt der Patient als beschämend. Er fände es schon etwas beschämend, in die Wohnungen der anderen Leute zu schauen und das auch noch interessant zu finden. Assoziationen zu diesem Traumbild seien seine Neugierde für Menschen und das Leben anderer und wie sie wohnen; vielleicht auch noch, dass er sehr auf Sicherheit und Vorsorge bedacht sei und immer danach trachte, zu Hause genügend Lebensmittel zu haben. Das falle ihm zu den Lebensmitteln und Lebensmittelpackungen (z. B. Müsli-Schachteln, Marmelade-Gläser) ein, die er in den Küchen genau erkennen konnte. Mögliche Trigger aus dem Wachzustand gäbe es keine, er habe sich in letzter Zeit nicht besonders mit Küchen oder Lebensmitteln oder dem Interesse an anderen Menschen beschäftigt, zumindest nicht mehr als sonst.

Die darauffolgende Szene, dass nur noch wenige Personen in der Straßenbahn seien und er mit zwei Mädchen an der Endhaltestelle aussteigt, wurde nicht als eigenes Traumbild gewertet, da sie zu unspezifisch erschien. Möglicherweise wäre es aber auch sinnvoll gewesen, diese Szene als eigenes Traumbild zu explorieren, da sie ja doch auch eine gewisse Symbolik enthält: Der Patient ist mit zwei Mädchen fast allein in der Bahn und verlässt mit ihnen zusammen durch die hinterste Tür die Straßenbahn. Das nächste explorierte Traumbild (Bild 10) beschreibt, wie der Patient an der Endhaltestelle der Straßenbahn aussteigt und ein junger, taubstummer Mann auf ihn zukommt und ihm einen abgerissenen Fetzen Papier reicht, auf dem neben nicht erkennbarem Gedruckten auch ein handschriftlicher italienischer Name steht. Die Frage, ob der Patient eine taubstumme Person kenne, verneint er. Auch würde ihn die Person nicht an jemanden aus seinem Wachleben erinnern. Auf die Frage, welche Gefühle er während dieses Traumbildes erlebt habe, meinte er, dass er zunächst etwas ungehalten war, weil er am Aussteigen gehindert worden sei und er sich auch hilflos fühlte, weil er nicht wusste, was er in dieser Situation tun sollte. Gefragt, welche Assoziationen zu diesem Traumbild habe und was er mit italienischen Namen verbinde, antwortete er, dass er da natürlich zuerst an italienische Lebensmittel denke oder bekannte italienische Vornamen wie Giovanni. Generell assoziiere er zu Italien aber sehr positiv, er liebe Italien, sei oft nach Italien gereist, liebe die italienische Küche. Als mögliche Trigger aus dem Wachleben kann der Patient keine besonderen berichten, außer dass er gern und regelmäßig italienisch essen geht, der Wirt hieße Antonio.

Im darauffolgenden elften Traumbild setzt sich diese Szene fort, indem der Taubstumme dem Patienten zu verstehen gibt, dass der Mann, dessen Name auf dem Zettel steht, Hilfe benötigt und der Patient eine örtliche Telefonnummer lesen kann, weshalb er sich entschließt, dem Mann zu helfen. Diese ganze Szene spiele sich im Türbereich der Straßenbahn ab. Der taubstumme Mann sei außen auf der Straße gestanden, daher etwas tiefer als der Patient, der innen in der Bahn, einige Stufen erhöht, stand. Ob der Patient dann letztlich im Traum die Telefonnummer gewählt hat, bzw. welches Gespräch sich daraus entwickelt habe, kann er nicht mehr erinnern. Das Gefühl während dieses Traumbildes sei eine Mischung aus anfänglicher Hilflosigkeit und nachfolgender Hilfsbereitschaft gewesen, also auch eine Mischung aus Beschämung, dass er erst nicht habe helfen wollen und dann einem gewissen Stolz, dass er helfen könne. Während der Exploration beschreibt der Patient ebenfalls ein Gefühl von Scham für diese Situation, da er eigentlich immer anderen Menschen helfe und er gar nicht verstehen kann, warum er das im Traum zuerst nicht wollte, warum er sich anfänglich so reserviert verhalten habe und erst als er die örtliche Telefonnummer wahrgenommen habe, sich dazu entschlossen hat, dort anzurufen, um zu helfen. Assoziationen zu diesem Traumbild seien, dass der Patient jemand sei, der sehr oft um Hilfe oder Auskunft gefragt werde. Wenn er am Bahnhof warte, sei er derjenige, so sein Eindruck, der vorrangig von anderen angesprochen und um Rat gefragt werde. Oder auch in der Stadt werde er oft nach einem Weg gefragt. Auch in seinem Bekannten- und Freundeskreis würden sich viele mit einer Bitte um Rat oder Hilfe an ihn wenden. Helfen und um Rat gefragt zu werden seien bestimmt auch mögliche Trigger aus dem

Wachleben für dieses Traumbild, auch wenn es in letzter Zeit keine außergewöhnlichen Ereignisse dieser Art gegeben hätte, an die er sich erinnern kann.

Das zwölfte Traumbild beschreibt, dass in der Zwischenzeit die beiden Mädchen ausgestiegen sind und der Patient den Druckknopf zum Öffnen der Tür nochmals betätigen muss. Der taubstumme Mann ist in dieser Traumsituation nicht mehr anwesend. Auf das Gefühl während dieses Traumbildes befragt, das an sich nur eine kurze Handlungssequenz darstellt, aber vom Patienten sehr ausführlich berichtet wurde, meinte der Patient, dass er Angst gehabt hätte, nicht mehr aus der Straßenbahn zu kommen, da sich die Tür ja schon wieder geschlossen hatte und er befürchtete, dass die Bahn möglicherweise schon wieder losfahren könnte. Auch habe er es schade gefunden, dass die beiden Mädchen schon weg gewesen seien, da er gerne mit ihnen den Weg zu seiner Firma gegangen wäre. Assoziativ berichtet der Patient, dass er, obwohl er viel mit öffentlichen Verkehrsmittel fahre, immer die Sorge habe, nicht rechtzeitig aussteigen zu können oder auch, etwa im Berufsverkehr, wenn die Verkehrsmittel sehr voll sind, nicht mehr in eine Bahn zu kommen. Er meinte, das seien Ängste „nicht mitgenommen zu werden, ausgesperrt zu sein" und auch „den Ausstieg zu verpassen". Befragt, ob der Patient an agoraphobischen Ängsten leide, verneint er dies; es mache ihm nichts aus, in einer vollen Bahn zu sein, es sei nur die Sorge, in einer überfüllten Bahn nicht rechtzeitig zur Tür zu kommen oder eine Station zu verpassen. Auch für dieses Traumbild ließen sich keine aktuellen Trigger aus dem Wachzustand finden.

Im darauffolgenden dreizehnten Traumbild geht der Patient zu seinem Büro in der Firma und ist überrascht, dass sein Büro sich verändert hat. Es sei nicht sein normales Büro, sondern ein sehr großes mit vielen Arbeitsplätzen und einer Empore im hinteren Bereich. Es würde ihn auch an ein Büro in einer früheren Firma erinnern. Der Patient kann aber nicht mit Bestimmtheit sagen, ob er diesen Gedanken tatsächlich schon im Traum hatte, oder ob er das erst nach dem Aufwachen (und beim Aufschreiben des Traums) hatte. Auf der Empore sitzen zwei junge Männer an Schreibtischen und hören laut Radio. Der Patient versucht die Musik, die ihn stört, leiser zu stellen, was ihm anfänglich über den Lautstärkeregler nicht gelingt, erst auf den Hinweis eines der Männer kann er die Musik an einem Knopf nach wiederholten Versuchen leiser stellen. Diese Traumszene erlebte der Patient sehr emotional. Zuerst war er verwirrt, weil sein Büro so verändert war und er nicht mehr sein Einzelbüro hatte, sondern in einem Großraumbüro untergebracht war. Dann wunderte er sich über die Empore, die er für ein Großraumbüro ungewöhnlich findet, und vor allem ärgerte er sich über die laute Radiomusik, die von den beiden jungen Männern auf der Empore kam. Wütend sei er zum Radio gegangen, um es leiser zu stellen, was aber über den Lautstärkeregler nicht funktionierte. Er habe sich über die beiden jungen Männer geärgert, die ihm aber dann erfreulicherweise zeigten, wie er das Radio leise stellen konnte. Was dann einen Rückgang seines Ärgers bewirkt habe und auch ein freundliches Gefühl den jungen Männern gegenüber („die seien gar nicht so schlimm gewesen, wie ich anfänglich dachte").

Auch assoziativ konnte der Patient einiges zu diesem Traumbild berichten. Die frühere Firma, an die ihn das Büro erinnerte, habe er in sehr guter Erinnerung. Dort habe er gern gearbeitet und es sei eine schöne Zeit in seinem Leben gewesen, als er dort gearbeitet hatte. Das sei aber schon sehr lange her und noch in seiner früheren Heimat gewesen. Zu der lauten Radiomusik assoziiert er, dass es ihn schon relativ stark störe, wenn andere Leute laut Musik hören würden, etwa in öffentlichen Verkehrsmitteln, und dadurch andere belästigen würden. Zumindest er fühle sich dadurch belästigt. Und das seien ja oft gerade junge Männer, die das machen würden, so wie die beiden auf der Empore. Er habe, aufgrund seines Alters, nicht mehr viel Kontakt mit jungen Leuten und meistens erlebe er sie aus einer gewissen Distanziertheit, er könne ihren Lebensstil nicht mehr so richtig nachvollziehen und habe oft den Eindruck, die jungen Leute seien unhöflich und egoistisch. Umso mehr überrasche es ihn positiv, dass, wenn er mit ihnen ins Gespräch komme, das oft gar nicht zutreffe. Dann merke er, dass die jungen Leute auch sehr freundlich, höflich und rücksichtsvoll sind, was ihn sehr erfreue. So wie die beiden jungen Männer im Traum ja auch freundlich und hilfsbereit reagiert hatten, nachdem – oder obwohl – er zuerst eigenmächtig einfach deren Radio leiser stellen wollte. Trigger aus dem Wachleben für dieses Traumbild kann der Patient nicht benennen. Weder habe es in seinem Büro in letzter Zeit eine Veränderung gegeben, noch hätte es eine spezifische Situation gegeben, in der er sich über laute Musik aufgeregt hätte. Eher sei halt dieses permanente Gefühl da, dass andere und vor allem junge Leute, wenig rücksichtsvoll seien.

Das vierzehnte und letzte Traumbild knüpft an eine frühere Episode dieses Traums an, indem er auf dem Schreibtisch eines der jungen Männer einen Bogen Papier entdeckt, auf dem von der rechten oberen Ecke ein Stück abgerissen ist und fehlt und das der Patient als das Blatt identifiziert, von dem der Zettel abgerissen wurde, den der taubstumme Mann in der Hand hatte als er ihn um Hilfe bat. Auf Nachfrage erklärte der Patient, dass es ihm im Traum ganz klar gewesen sei, dass von diesem Bogen Papier der Zettel des Taubstummen stamme, weil er einen Absenderbriefkopf auf dem Papierbogen erkennen konnte, dessen fehlende Teile exakt zu dem abgerissenen Zettel passten. Das Gefühl dieses Traumbilds sei ein sehr spannendes und aufregendes gewesen. Der Patient habe gespürt, dass sich nun einiges kläre und füge, was ihm zuvor unklar war. Dass jetzt wohl klar werden würde, in welcher Beziehung die beiden Männer auf der Empore zu dem Taubstummen stehen würden und warum ein Mann mit italienischem Namen Hilfe benötigen würde. Das sei für ihn so spannend gewesen, dass er deshalb wohl an dieser Stelle erwacht sei. Auch bei der Rückbesinnung an dieses Traumbild erlebt der Patient dies noch sehr spannend und aufregend. Es sei ihm nach wie vor ein Rätsel, wie diese zwei Traumepisoden (der Taubstumme mit dem abgerissenen Zettel und die beiden radiohörenden Männer mit dem Papierbogen, von dem der Zettel abgerissen war) zusammengehörten. Das würde er gerne wissen und das enthalte bestimmt eine Botschaft. So wie er auch gerne wissen würde, wie die einzelnen Handlungssequenzen des Traums zusammengehören, von denen er überzeugt sei, dass sie zusammengehören. Und bestätigt findet er diese Annahme durch dieses letzte Traumbild, das ja gezeigt hat, dass es eine „zugrunde liegende Handlung" gibt, die die einzelnen Bilder verbindet, die sich nun allmählich offenbare. Als Assoziationen zu diesem letzten Traumbild berichtete der Patient, dass ihm das wie ein Krimi vorkomme, dass es ein Geheimnis, ein Rätsel zu lösen gelte, woran er gerade sei. Und da er ja nun die Herkunft des Zettels des Taubstummen entdeckt habe und jetzt das Geheimnis weiter lüften würde. Er lese gerne Kriminalromane und dieser Traum sei wie ein Kriminalfall, wo man am Anfang nur irgendwelche Spuren und Hinweise hätte, die sich noch nicht fügen würden, aber durch logisches Denken und Recherchieren der Fall immer klarer und deutlicher würde. Er berichtete weiter, dass er während des gesamten Traums gewusst habe, dass die einzelnen Szenen des Traums zusammengehören würden, dass es ein irgendwie verbindendes Element gebe, das ihm aber nicht bewusst sei und dieses zu finden sei eine ebenso spannende Aufgabe, wie das Lösen des Geheimnisses um den Zettel des Taubstummen, für den er ja im letzten Traumbild einen wichtigen Hinweis erhalten habe. Als Trigger aus dem Wachleben für den gesamten Traum, der aus mehreren Handlungssträngen besteht, die vordergründig nicht miteinander (außer in der Person des Träumenden) zusammenhängen, benannte der Patient, dass er vor kurzem die Serie „Babylon Berlin" im Fernsehen angeschaut hätte, in der auch mehrere Handlungsstränge vorgekommen seien, die sich noch nicht zusammengefügt hätten, zumindest nicht bis zu dem Zeitpunkt des Traums.

Damit endete die Explorationsphase, die sehr umfangreich war, da der Traum aus einer großen Anzahl einzelner Traumbilder bestand. Am Ende der Explorationsphase hatte der Patient schon einige Ideen und Einsichten, was der Traum bedeuten könnte. Ihm war aufgefallen, dass häufig ein Bezug zum Reisen und zu öffentlichen Verkehrsmitteln hergestellt werden konnte und vor allem, dass oft ein Gefühl und ein Zustand des sich Ärgerns mit den Traumbildern verbunden war. Damit konnte dann in die Einsichtsphase übergeleitet werden, die in der darauffolgenden Therapiestunde begann.

Einsichtsphase

Zu Beginn der Einsichtsphase erfolgte nochmals eine kurze Zusammenfassung der Explorationsphase durch den Therapeuten. Das wäre nicht nötig, wenn sich die Einsichtsphase unmittelbar an die Explorationsphase anschließt. Nach dieser Zusammenfassung, die sowohl den Patienten als auch den Therapeuten wieder auf den Stand zum Ende der Explorationsphase führte, wurde der Patient danach gefragt, was er glaube, was Bedeutungen des Traums sein könnten. Dabei wurde betont, dass es vermutlich nicht nur die eine oder die einzig richtige Bedeutung eines Traums gibt, sondern es vor allem davon abhänge, ob eine vermutete Bedeutung für den Patienten als hilfreich und weiterführend erlebt wird. Ob er damit also eine tiefere Sicht, ein tieferes Verständnis, von seiner Person oder seinen Lebensumständen gewinne.

Dem Patienten fiel es nicht leicht, eine allgemeine oder übergeordnete Bedeutung des Traums zu finden. Wie bereits erwähnt, war ihm aufgefallen, dass im Traum häufig Situationen auftraten, in denen er sich ärgerte und dass viele Traumbilder einen Bezug zum Reisen hatten. Er schloss daraus, dass der Traum ihm vermutlich zeigen wollte, dass er sich oft – und oft auch wohl ungerechtfertigt – über andere ärgere, oder dass der Traum seine Sehnsucht nach Reisen und fremden Orten widerspiegele. Oder auch, dass der Traum seine Ängste aufzeige, wie etwa die Angst, dass seinem Hund etwas passieren könnte oder die Angst von einer Flutwelle überrollt zu werden. Auf die Nachfrage, was denn eine solche metaphorische Flutwelle sein könnte, die ihn überrollt, konnte er allerdings nichts benennen. Häufig kommt es vor, dass von den Patienten anfangs solche Interpretationen genannt werden, die noch sehr nahe an den Traumbildern selbst und damit quasi an der „Oberflächenstruktur" des Traums sind.

Es wurden deshalb seitens des Therapeuten einige Anregungen und Vorschläge für mögliche Interpretationen des Traums gegeben. Begonnen mit der ersten Sequenz des Traums, dem Besuch in der neuen Wohnung des Ex-Nachbarn. Dieser sei jetzt im Ruhestand, was dem Patienten ja auch bald bevorstehe. Und wie der Nachbar, denke ja auch der Patient an einen Umzug. Und der Gedanke an die „vergessene" 3-Zimmer-Wohnung und die Freude, diese einzurichten, ob das nicht gewisse Ideen bei dem Patienten hervorrufe? Nun erkannte der Patient die Analogie zu seinem eigenen Zustand, der näherkommenden Berentung und der Ambivalenz des Umzugs. Die Freude beim Einrichten einer neuen Wohnung, dem Neubeginn; zugleich aber auch der damit verbundene Abschied von Altem und Vertrautem. Wenn die neue Wohnung in der alten Heimat liegt, ist dann diese alte Heimat wieder die kleine und altmodische Wohnung? Ist es ein Zurückkehren in die Enge der Kindheit?

Der Patient zeigte sich sehr erstaunt über die Vorschläge des Therapeuten und war betroffen davon, wie viel und vor allem wie viel Treffendes der Therapeut mit seinen Gedanken angesprochen hatte. Das stimme, er sei wirklich hin- und hergerissen zwischen dem Wunsch, in seine alte Heimat zurückzukehren und er freue sich wirklich darauf. Aber vielleicht führe ihm der Traum auch vor Augen, so der Patient, dass dies bestimmt auch mit Erinnerungen an die Enge der Kindheit verbunden, die vielleicht nicht so angenehm seien. Woraufhin der Therapeut meinte, er sehe das gar nicht so negativ, er sei ja dieser Enge entflohen und habe in der Ferne sein Glück gemacht. Und da wurde dem Patienten deutlich, dass das ja auch ein ähnliches Motiv für das Reisen ist; der heimischen Enge zu entfliehen, in der Ferne etwas Neues, Aufregendes zu erleben. Das habe er immer sehr genossen, es habe ihn mit Stolz erfüllt, dass er selbstständig die ganze Welt bereist habe und er hätte viel Selbstvertrauen durch diese Reisen gewonnen. Und dann meinte der Patient, dass dazu ja auch die zweite Traumsequenz ganz gut passen würde, in der er vor dem Flug nach New York sei. Er freut sich auf „die große weite Welt“, das Abenteuer, das Ausbrechen aus dem Alltag. Und ist dabei noch so gelassen, dass er noch kurz vor dem Abflug schwimmen geht.

Der Therapeut erkundigte sich, wie der Patient es dann in diesem Kontext sehe, dass sein Rucksack sicher auf der Bank sei und nicht von der Flutwelle mitgerissen werde? Woraufhin der Patient mit einem Lachen meinte „Klasse, das ist es! Jetzt habe ich es verstanden. Es ist alles in Sicherheit bei mir, ich kann mich auf mich verlassen, mir wird nichts passieren, mein Leben, also meinen Rucksack, den ich mit mir trage, ist in Sicherheit.“ Hier erlebte der Patient eine Einsicht ganz im Sinne eines plötzlichen „Aha-Erlebnisses“. Und er beschrieb weiter, dass dieses Traumbild eigentlich ein wunderbares Bild sei, er freue sich auf Neues, auf die Reise nach New York und ist guten Mutes und vertraut einem wildfremden Mann, der ihm sagt, es sei noch Zeit zum Baden, was er dann auch macht und merkt, dass alles gut geht. In diesem kreativen-einsichtsgewinnenden Prozess, warf der Therapeut die Frage auf, ob der fremde Mann an dem Strand, der meinte es sei noch Zeit zum Baden, vielleicht meinte, es sei noch Zeit? Für was könnte es noch Zeit sein?

Diese Frage stimmte den Patienten nachdenklich und er entgegnete, das sei ein wichtiger Punkt. Einerseits sehe er schon, dass sein Leben zu großen Teilen vorüber sei, andererseits habe er ja noch so viele Pläne und Wünsche. Und dafür habe er ja wohl doch auch noch die Zeit, zumindest solle er und könne er sich diese Zeit nehmen. Wofür er denn noch viel Zeit wolle, für welche Pläne er sich denn noch diese Zeit wünsche? Und da benannte der Patient eben wiederum das gemeinsame Reisen mit seiner Frau und auch den möglichen Umzug in seine alte Heimat und das Einrichten eines schönen und behaglichen Heimes. Der Traum habe ihm aber auch gezeigt, dass er dafür noch Zeit hat, dass er sich Zeit nehmen kann für diese Entscheidung, dass ihm nichts „wegschwimme“, so wie der Rucksack, der sein Leben symbolisiere, nicht weggespült wurde.

Der Therapeut verwies dann darauf, dass die dritte Sequenz des Traums, in der er in der Straßenbahn zu seiner Arbeit fährt und dieses befremdliche Erlebnis mit dem taubstummen Mann und an seinem Arbeitsplatz hat, bislang noch nicht in die Interpretation mit eingegangen sei. Ob er, der Patient, auch dazu eine Idee habe, wie das mit den zuvor gefundenen Einsichten zusammenhänge oder ob diese Traumsequenz auf ein anderes, neues Thema hinweise? Der Patient meinte, dass die Fahrt mit der Straßenbahn ja wieder auf das Reisen und der Blick in die Wohnungen auf seinen Wunsch nach Wohnraum, sein Interesse an Wohnungen und deren Einrichtung verweise. Für die Situation mit dem taubstummen Mann und der Fortsetzung dieser Szene am Arbeitsplatz hatte er aber keine Erklärung.

Es wurden daher seitens der Therapeuten wieder einige Anregungen gegeben. Zunächst verwies der Therapeut darauf, dass es ja auch interessant sei, dass die Straßenbahn fast aus den Schienen gekippt sei, das aber doch nicht geschehen sei. Ob das nicht auch ein Bild für die Situation oder das Leben des Patienten sein könnte? Überrascht und erfreut meinte der Patient daraufhin, das passe sehr gut zu ihm. Er sei jemand, der vordergründig leicht zu verunsichern scheint, den manchmal auch Dinge aus der Bahn zu werfen drohen, der aber immer wieder (zumindest bislang in seinem Leben) sich gefangen hat, er ist nicht „aus den Schienen gesprungen" und hat eigentlich mehr Stärke und Selbstvertrauen gehabt, als man ihm zugetraut habe. Das hätten ihm auch gute Freunde immer wieder bestätigt, dass er „seinen Weg gehe", dass man positiv überrascht sei, wie er letztlich doch immer seinen Weg findet und diesen geht. Und eigentlich passe auch dazu ganz gut die Szene, wie er aus der Straßenbahn aussteigen will, von dem taubstummen Mann aufgehalten wird, erst nicht weiß, wie er ihm helfen könne, aber dann doch einen Hinweis, eine Lösung findet (die örtliche Telefonnummer) und somit dann doch wieder einen Weg gefunden hat, um weiter zu kommen.

Schwer zu integrieren waren die letzten beiden Traumbilder. Diese konnten kaum in die zuvor erarbeiteten Interpretationen oder Einsichten integriert werden, außer den bereits in der Explorationsphase genannten Aspekten, dass der Patient sich an einen früheren Arbeitsplatz in seiner alten Heimat erinnert fühlte, an dem er sich sehr wohl gefühlt hatte und dass es wohl ganz gut wäre, unvoreingenommener auf andere Menschen zuzugehen, auch wenn er sich vielleicht über sie ärgere. Aber dann bemerkte er plötzlich, dass das ja auch wieder das Thema aus dem Anfang des Traums sein, eine mögliche Rückkehr in seine alte Heimat oder zumindest die Frage des Wohin. Und so wie er auf einem Schreibtisch das Blatt Papier fand, von dem der abgerissene Zettel des Taubstummen stammte und sich diese beiden Teile somit zusammenfügten, würde er, wenn er sich noch Zeit nimmt, in seinem Leben wohl auch noch etwas zusammenfügen, stellte der Patient dann fest. Und das sei ja auch der Gedanke gewesen, den er im Traum hatte, dass alle Handlungsstränge zusammengehören und sich zusammenfügen würden. Und jetzt habe er wohl verstanden, dass genau das die Botschaft des Traums sei, es würde sich fügen, manches was ihn jetzt noch verunsichert, was ihm Angst macht, was er noch nicht versteht, würde sich fügen und klären. Er solle nur sich dafür die Zeit geben, denn es sei ja noch genügend Zeit. Und es würde auch alles gut gehen, er kippt nicht aus den Schienen. Er weiß seinen Weg zu gehen und ist sicher darin.

Zusammengefasst ergaben sich mehrere Themen oder Interpretationen für die Einsicht in die mögliche Bedeutung des Traums des Patienten. Da ist zum einen das Motiv des Umzugs nach der Berentung und hier insbesondere, ob er wieder in seine alte Heimat zurückkehren soll, also eine Rückkehr in Vertrautes. Auf der anderen Seite das Thema des Reisens und damit des Aufbruchs in Neues, Unbekanntes und Herausforderndes. Aus diesen zwei Motiven wird ein grundsätzliches

Dilemma deutlich. Es konnte aber auch noch das Thema des „Auf-sich-Vertrauens“ in dieser Phase erarbeitet werden. Der Patient kann sich auf sich verlassen und er hat sein Leben immer gut gemeistert, auch in schwierigen Situationen (die Straßenbahn ist nicht aus den Schienen gesprungen und sein Rucksack wurde nicht hinweggespült). Das letzte erarbeitete Thema – und vermutlich das eine Synthese aus den vorigen schaffende Thema – ist, dass sich die Dinge zusammenfügen, dass er eine Lösung findet – und dass diese vielleicht gerade da ist, wo sie am wenigsten erwartet wird (im Traum bei den beiden jungen Männern, über die der Patient sich erst geärgert hat und die in gewisser Weise zur Klärung der Traumhandlung beigetragen haben).

Reformulierung

Mit dieser Erkenntnis konnte in die Reformulierung des Traums gegangen werden. Hierbei sollte der Patient aus den zuvor gewonnenen Einsichten in mögliche Bedeutungen des Traums diese in einer neuen Weise zusammenfassend formulieren. Dabei ist es wichtig, nicht nur die zuvor gewonnen Einsichten zu wiederholen, sondern nach Möglichkeit dieses auf einer höheren, abstrakteren Weise zu beschreiben. Der Patient formulierte die Bedeutung des Traums als *„Es kommen Veränderungen auf mich zu, ich bin in manchem sehr unschlüssig, aber ich kann mich auf mich verlassen, ich werde den richtigen Weg finden“*. Er hatte zudem aber auch noch den Wunsch, eine zweite Reformulierung des Traums vorzunehmen, da er den Eindruck hatte, dass der Traum auch sehr viele positive Seiten von ihm widerspiegelte, die nicht vollständig in der ersten Formulierung enthalten seien, weshalb er die Bedeutung des Traums auch noch als *„Ich will Neues erleben und hinaus, und suche und finde mein Zuhause und damit auch mich immer wieder neu“* formulierte. Seitens des Therapeuten wurde dann gefragt, ob sich die beiden Reformulierungen des Traums nicht noch zu einer kombinieren lassen würden, woraufhin dann gemeinsam die Formulierung *„Ich bin offen und weiß, dass ich mich auf mich verlassen kann, auch wenn in nächster Zeit einige Änderungen auf mich zukommen“*. Mit dieser Reformulierung des Traums, die vom Patienten als sehr hilfreich aufgenommen wurde, und von der er meinte, dass er nie gedacht hätte, dass eine solche interessante und positive Botschaft in dem Traum enthalten sein könnte, wurde dann in die letzte Phase der Arbeit mit dem Traum, die Handlungsphase, übergeleitet.

Handlungsphase

Die Handlungsphase wurde damit eingeleitet, dass der Patient gefragt wurde, welche Konsequenzen er aus dem Traum für sich ziehen würde; nun, da er eine mögliche Bedeutung seines Traums gewonnen habe. Der Patient meinte, dass eigentlich ziemlich viele Konsequenzen daraus folgen würden. Zum einen, dass er sich weniger Sorgen um sich und seine Zukunft machen braucht, dass er, wie auch in der Vergangenheit immer, einen Lösungsweg für sich findet, dass er sich auf sich verlassen könnte. Zum anderen aber auch, dass er sich gründlich und in Ruhe damit auseinandersetzen möchte, was er nach seiner Berentung macht. Der Traum habe ihm gezeigt, dass er schon einen deutlichen Wunsch habe, umzuziehen, vermutlich in seine alte Heimat. Das würde irgendwie den Kreis seines Lebens schließen, er kehrt an den Ort seiner Geburt und seiner Kindheit zurück. Aber, dass das auch nicht ohne negative Seiten ist, sei ihm klar geworden. Wird er dort wieder heimisch? Kann er da anknüpfen, wo er vor Jahren aufgehört hat, oder wird er dort ein Fremder sein, so wie der Taubstumme an der Straßenbahn, der Hilfe braucht?

Auf die Frage des Therapeuten, was er dann konkret in der nächsten Zeit tun könnte, um die Einsicht aus dem Traum in sein Leben umzusetzen, meinte der Patient, dass er eine Liste mit den Vor- und Nachteilen eines Umzugs in die alte Heimat erstellen könnte. Auch würde er sich mit seiner Frau besprechen wollen, wie sie einen solchen Umzug sieht (sie sei grundsätzlich aber bislang auch für eine Rückkehr in die alte Heimat gewesen). Es wurden dann weitere Handlungsmöglichkeiten erörtert, die sich aus dem Traum ableiten lassen, etwa dass der Patient im Urlaub für einige Wochen in den Ort, in den er ziehen möchte, geht um zu erkunden, wie es ihm und seiner Frau dann ergeht, ob die Erwartungen, die sie haben, auch bestätigt werden.

Als weitere therapeutische Implikation ergab sich eine Arbeit an sozialen Interaktionen des Patienten. Er schien zwar auf den ersten Blick sozial kompetent, und dass er im realen Leben oft um Rat und Hilfe gefragt wurde, wie es auch im Traum der Fall war, erscheint nachvollziehbar. Aber zugleich waren ja viele Momente im Traum, in denen er sich über andere ärgerte, ohne dies direkt zu äußern und zum Teil auch, weil er die anderen Menschen (fälschlicherweise) als negativ oder für sich bedrohlich beurteilte. Hier wurde mit dem Patienten erarbeitet, dass er im Rahmen einer Steigerung der sozialen Kompetenz vor allem das Äußern von Kritik und seines Ärgers über andere verbessern könne. Und dass er im Rahmen von Rollenspielen und Verhaltensübungen sich in andere Personen hineinzuversetzen übe, um deren Motive und Beweggründe besser zu verstehen und somit mögliche voreilige ablehnende Urteile anderen gegenüber unterlasse. Der Patient hatte in diesem Zusammenhang auch selbst vorgeschlagen, er könne ja zum Beispiel mehr den Kontakt zu jüngeren Leuten suchen, diese etwa einfach im Bus oder auf der Straße ansprechen, um neue und positivere Erfahrungen mit ihnen zu sammeln.

Des Weiteren ergab sich auch für den Therapeuten die Erkenntnis, dass es in der Therapie mit dem Patienten noch wichtig sein könnte, mehr dessen Ressourcen herauszuarbeiten und zu betonen. Der Patient schien zwar selbstsicher zu sein und über viele Fähigkeiten und Ressourcen zu verfügen, aber einzelne Traumbilder legten doch nahe, dass er sich selbst gar nicht seiner Stärken und Fähigkeiten bewusst ist, sondern eher immer die Sorge hat, falsche Entscheidungen zu treffen oder sich bei Entscheidungen viel rückzuversichern. Aus der Arbeit mit dem Traum wurde deutlich, dass dieses Verhalten des Patienten nicht nötig ist und er sich mehr auf sein eigenes Urteil verlassen kann und soll.

Mit diesen Handlungsimplikationen, die dann auch im weiteren Verlauf der Therapie umgesetzt wurden, endete die Arbeit an dem beschriebenen Traum. Sie wurde vom Patienten als sehr hilfreich erlebt und er meinte, dass die daraus erarbeiteten Einsichten ziemlich wichtig für ihn wären und sehr genau zutreffen würden und sie ihm ohne diese Arbeit nie so deutlich geworden wären. Auch aus Therapeutensicht war diese Arbeit hilfreich, weil die dadurch gewonnenen Einsichten und daraus abgeleiteten Handlungskonsequenzen sich vermutlich nicht aus der sonstigen therapeutischen Arbeit mit dem Patienten ergeben hätten, da sich die Therapie vor allem mit den vom Patienten genannten Problemen beschäftigte, die sich aber nicht mit denen deckten, die aus der Arbeit mit dem Traum gewonnen wurden.

Bewertung

Die ausführlich beschriebene Arbeit an dem Traum behandelt einen sehr langen und von den Traumbildern her inkonsistenten Traum, der daher nicht einfach zu interpretieren ist, bzw. für den nicht leicht eine Einsicht zu finden ist. Er wurde aber gerade deshalb gewählt, um zu zeigen, dass es auch für solche von den Traumbildern her inkonsistenten Träume möglich ist, hilfreiche Einsichten und Handlungsimplikationen zu gewinnen. Wegen der Vielfalt der im Traum auftretenden Bilder und Sequenzen, sind letztlich nicht alle Bilder und Aspekte des Traums in die Einsicht eingeflossen. Es kann daher kritisch gesehen werden, dass der Therapeut möglicherweise manche Aspekte des Traums übersehen hat oder vielleicht auch übergangen hat, weil sie sich nicht so einfach in die gewonnenen Einsichten integrieren ließen. Vor allem die Aspekte der nahe an den Häusern vorbeifahrenden Straßenbahn und der damit ermöglichte Blick in die Wohnungen, wie auch die aus der Straßenbahn aussteigenden Mädchen fanden in der Einsichtsphase kaum mehr Beachtung. Auf der anderen Seite ist aber auch festzuhalten, dass es nicht immer gelingen wird, alle in einem (vor allem sehr langen und von der Handlung her divergierenden) Traum auftretenden Bilder in eine übergeordnete Einsicht bzw. Reformulierung zu integrieren. Möglicherweise sind die in dem Beispiel gefundenen Einsichten daher unvollständig. Wie mehrfach erwähnt, ist es möglich, unterschiedliche Einsichten und damit auch Handlungsimplikationen aus einem Traum zu gewinnen, was daher auch im vorliegenden Beispiel der Fall hätte sein können. Entscheidend ist aber, dass die Einsichten für den Patienten und die Therapie hilfreich und weiterführend sind, was sie hier waren.

In der Handlungsphase hätte es grundsätzlich auch noch die Möglichkeit gegeben, anhand einer imaginativen Veränderung des Traums mögliche Handlungsimplikationen zu erarbeiten. Es hätte also die Frage angegangen werden können, wie der Traumverlauf hätte anders sein können, sodass der Patient Situationen im Traum besser bewältigt, angenehmere Gefühle erlebt oder sonst in irgendeiner Form einen Nutzen gezogen hätte. Daraus hätten dann entsprechende Analogien zum Wachleben des Patienten gezogen und diese Lösungen für das Traumgeschehen in das Wachleben übertragen werden können. Auf diese Vorgehensweise wurde im vorliegenden Beispiel verzichtet, weil sich das für die Handlungsphase als wenig geeignet erwiesen hat, da der Traum sehr vielschichtig und lang war. Vielleicht wäre es aber möglich gewesen, dieses Vorgehen nur für einzelne Sequenzen oder Traumbilder anzuwenden.

11.2 Traum einer 53-jährigen Patientin

Im Folgenden wird der Traum einer 53-jährigen Patientin dargestellt, in dem die einzelnen Traumbilder bereits gekennzeichnet wurden.

Beispiel: Traumbericht der 53-jährigen Patientin

Ich bin in den Zug eingestiegen, aber ich weiß nicht wo. Und dann habe ich mir einen schönen Wagen ausgesucht, in dem niemand saß, also der Waggon war ganz leer. Ich bin in einen leeren Wagen wegen Paulchen, meinem Hund (Bild 1). Plötzlich machte es platsch – der Zug war schon angefahren – da ist eine Frau auf das Wagendach gesprungen, das durchsichtig war. Sie klebte dort wie ein Flossi. Das sind diese gummiartigen Figuren, die es mal gab, die man an die Wand werfen konnte und die dann dort kleben blieben. Sie fragte mich, ob sie zu mir einsteigen darf. Dann schaute ich mich um, sah den leeren Waggon und sagte, sie soll kommen, weil sie eine Frau war (Bild 2). Sie hatte rote lange Haare und war ganz bunt angezogen, und machte einen lockeren freundlichen Eindruck und war so etwa 38 Jahre. Sie setzte sich in mein Vierer-Abteil. Dann kam noch ein Mann dazu mit einem Rucksack und einem Tirolerhut, der Mann war ca. 35 Jahre alt. Er sah nicht bedrohlich aus (Bild 3). Ich hatte zwei Taschen, eine größere Handtasche und eine andere.

Dann musste ich auf die Toilette. Es war alles offen, es gab also keine Wände der Toilette (Bild 4). Als ich wieder zu meinem Platz zurückkam, fehlte mir ein Teil meiner Kleider am eigenen Körper und der Hund saß im nächsten Vierer-Abteil, entfernt von den beiden (Bild 5). Dann kam ich zurück zu ihnen, habe mit ihnen gesprochen und zu der Frau gesagt, „Sie würde sich eignen für die Arbeit mit Kindern, ihnen etwas vorzulesen.“. Woraufhin diese sagte, dass sie tatsächlich etwas mit Kindern machen würde. Er (der Mann) hat gesagt, er sei beim Roten Kreuz und sammele Kleidung (Bild 6).

> Dann bin ich wieder aufs Klo und stand dann nur noch in der Unterhose da, als ich zurückkam (Bild 7). Paulchen war inzwischen zurück in unser Abteil gekommen. Dann sind wir in Köln angekommen. Ich bin rechts aus dem Zug ausgestiegen und hatte gar nichts mehr an, war splitternackt und hatte nur noch eine Tasche. Ich bin ohne Paulchen ausgestiegen, den ich vermisst habe. Dann war ich auf dem Bahnsteig und sagte „Ich muss dringend zum Roten Kreuz und mir Klamotten besorgen“ (Bild 8). Dann hat ein Mann auf dem Bahnsteig gesagt, ich solle nochmals zurück in den Zug und auf der anderen Seite aussteigen. Das habe ich getan und wie ich da aussteige, treiben Betonplatten von links nach rechts an mir vorbei auf einem Wasser (Rhein?). Die Betonplatten waren sehr groß und auf der dem Zug zugewandten Seite mit einem Eisenbügel zusammengemacht (Bild 9).
>
> Auf der rechten Platte, die schon an mir vorüber war, stand Paulchen. Ich bin auf die nächste Platte, auf der auch die zwei Leute vom Zug waren, die mir meine Kleidung wiedergaben. Dann habe ich zu Paulchen gesagt, er solle doch rüber springen, „allez hopp“ machen. Als er dann bei mir ankam, hatte er ein weißes Tüll-Kleidungsstück mit rotem Saum um den Leib (Bild 10). Dann klingelte der Wecker und ich wurde wach.

Explorationsphase

Das erste Traumbild, das exploriert wurde, war jenes, dass die Patientin an einem unbekannten oder nicht erinnerbaren Ort in einen Zug eingestiegen ist und sich einen Platz in einem ganz leeren Wagen gesucht hat, wegen ihres Hundes Paulchen. Die weitere Beschreibung dieses Bildes ergab, dass sie sich deshalb einen leeren Wagen gesucht hat, dass Paulchen nicht bellt, was er sonst gern tue, wenn viele fremde Leute anwesend seien und es lauter zuginge. In der Exploration erinnerte sie sich, das sie meint, dass sie im Traum auf der Heimfahrt von einem Besuch bei ihrer Mutter war und sie sich sehr darauf gefreut habe, wieder nach Hause zu ihrem Mann zu kommen. Assoziationen zu diesem Traumbild waren die regelmäßigen Bahnfahrten zu ihrer alten und alleinlebenden Mutter. Als Trigger aus dem Wachleben benannte sie eine erst kürzlich stattgefundene Reise zu ihrer Mutter, bei der sie auch ihren Hund dabei hatte.

Das zweite Traumbild bestand darin, dass, nachdem der Zug schon angefahren war, eine Frau auf das Waggondach gesprungen oder gefallen war, die dann zu ihr in den Wagen gekommen sei und sich zu ihr gesetzt habe. Die Patientin beschrieb für diese Szene weiter, dass das Waggondach durchsichtig gewesen sei, wie aus Plexiglas, und sie die Frau deshalb gut sehen konnte. Sie habe sich im Traum nicht gewundert, warum jemand auf das Waggondach fällt oder springt, sie nahm an, dass die Frau von einer Brücke gesprungen oder vom Himmel gefallen sei. Die Frau sei unverletzt gewesen und es schien, als sei sie auf das Wagendach geklebt, was sie an einen Flossi erinnerte. Als die Frau dann gefragt habe, ob sie zu ihr in den Wagen kommen und sich zu ihr setzen dürfte, hatte sie sich erst darüber gewundert, da der ganze Wagen ja sonst leer war. Eigentlich wäre sie gerne allein in ihrem Vierer-Abteil gewesen. Das Gefühl bei diesem Traumbild sei zunächst Erschrecken gewesen, als die Frau auf das Wagendach gesprungen sei und dann etwas Verwunderung, weil die Frau sich zu ihr gesetzt habe, obwohl der restliche Wagen leer gewesen sei. Einen Mann hätte sie aber aus Angst vor ihm nicht in den ansonsten menschenleeren Wagen gelassen. Als Assoziationen zu diesem Traumbild benannte sie diese bunten gummiartigen Flossi-Figuren, die es früher zu kaufen gab und die man irgendwo an eine Wand werfen konnte, wo sie dann kleben blieben. Auch kam ihr in den Sinn, dass sie einmal ein Gebäude gesehen hätte, an dem viele und große solcher Flossi-Figuren als Kunstwerk an der Fassade angebracht waren. Als mögliche Trigger aus dem Wachleben benannte sie, dass sie mehrfach in der Zeitung gelesen hatte, dass es sogenannte S-Bahn-Surfer gäbe; meistens junge Leute, die sich einen Spaß daraus machen, auf fahrende S-Bahnen aufzuspringen und auf dem Dach mitzufahren, was aber lebensgefährlich sei und ja auch immer wieder Menschen dabei tödlich verunglücken würden.

Das dritte Traumbild beschreibt, dass sich die Frau, die lange rote Haare hatte, zu ihr in das Vierer-Abteil gesetzt hat und dass dann noch ein Mann mit einem Rucksack und einem Tirolerhut hinzukam, der nicht bedrohlich aussah. In der näheren Exploration dieses Bildes wurde geschildert, dass der Mann ganz normal durch die Tür in den Wagen kam. Der Mann habe wie ein Wandersmann ausgesehen und deshalb habe sie ihn für ungefährlich eingeschätzt. Sie habe sich aber gefragt, warum sich die Leute alle bei ihr treffen. Eigentlich habe sie sich darauf gefreut, allein im Wagen zu sein und in Ruhe ihre Heimreise genießen zu können. Die Hinzugekommenen wirkten eher störend. Die Gefühle bei diesem Traumbild beschreibt die Patientin als diffus mulmig. Die Frau und der Mann hätten ihr nicht eigentlich Angst gemacht, aber sie fand es schon etwas befremdlich, dass sie zu ihr kamen, wo doch alle anderen Plätze im Waggon frei waren. Zu diesem Traumbild assoziierte sie Pippi Langstrumpf, wegen der roten Haare der Frau und der bunten Kleidung und dass Pippi Langstrumpf vermutlich auch so verwegen gewesen wäre, um auf das Dach eines Zuges zu springen. Und wegen der langen roten Haare erinnere sie die Frau auch an Katja Ebstein (eine Schlagersängerin) und an eine Freundin, die auch immer sehr bunt angezogen ist. Das sei übrigens eine Frau, die ihr auf den Geist geht, ihr „aufs Dach steigt". Der Mann mit dem Tirolerhut erinnere sie an zahlreiche Bergwanderungen, die sie immer gern gemacht habe, früher mit ihrem Vater und später mit ihrem Ehemann. Der Mann mit dem Tirolerhut hat sie auch etwas an ihren Vater erinnert. Diese Erinnerungen sind angenehm, sie hat ihren Vater sehr geliebt, er war gemütlich und hat viel Ruhe ausgestrahlt. Aktuelle Trigger zu diesem Traumbild kann die Patientin nicht benennen.

Im vierten Traumbild geht die Patienten zur Toilette im Zug, die aber keine Wände hat. Die Patientin konnte dazu nichts weiter angeben, wie es gewesen war, auf der

Toilette gewesen zu sein, die durch keine Wände vom restlichen Wagen abgeschirmt war. Ihr Gefühl während dieses Traumbildes beschreibt sie als befremdlich, aber nicht peinlich, da sie ja immer noch durch die Sitze von den beiden Mitreisenden abgeschirmt war. Assoziationen zu diesem Bild seien, dass die Toilette sie an eine Toilette im Orient erinnere, wo es keine Kloschüssel gab, sondern nur ein Loch im Boden, über das man sich hinhocken musste. Aktuelle Trigger aus dem Wachleben kann sie zu diesem Traumbild nicht benennen, nur eben die Erinnerung an frühere Reisen im Orient.

Das fünfte Traumbild handelt davon, wie die Patientin nach dem Toilettengang wieder zu ihrem Platz im Zug zurückkehrt und dann feststellt, dass ihr ein Teil ihrer Kleidung fehlt und sich ihr Hund in ein anderes Vierer-Abteil verzogen hat. Sie meint, dass sich ihr Hund als sie auf der Toilette war, in der Gesellschaft der Frau und des Mannes nicht wohl gefühlt hat und deshalb woanders hin sei. Das Gefühl in dieser Traumszene beschreibt die Patientin als Enttäuschung, Verwirrung und Trauer. Verwirrung, weil ihr Kleidung fehlte und Enttäuschung und Trauer, weil ihr Hund in ein anderes Abteil gegangen war. Nach Assoziationen gefragt, berichtet sie, dass sie Angst habe, ihren Hund zu verlieren, dass sie sich schämen würde, halbnackt unter Menschen zu gehen. Weitergehende Assoziationen zu der Metapher des nackt unter Menschen zu sein kann sie aber nicht berichten, ebenso wie Trigger aus dem Wachleben.

Im sechsten Traumbild kommt es zu einem Gespräch mit der Frau und dem Mann. Die Patientin sagte zu der Frau, dass sie glaube, dass sie mit Kindern arbeite, was diese bestätigt und der Mann erzählt, dass er für das Rote Kreuz arbeiten und für wohltätige Zwecke Kleidung sammeln würde. Dann sei ihr klar geworden, dass der Mann ihre Kleidung genommen habe. Das würde sie aber nicht in Ordnung finden, dass der Mann ihre Kleidung nimmt, um sie dann weiterzugeben. Ihr liege viel an ihrer Kleidung und sie lege sehr viel Wert auf ihr Aussehen. Sie habe sich in dieser Traumszene über den Mann geärgert; so gehe das nicht, „dass die vom Roten Kreuz durch Diebstahl zu ihrer Kleidung kommen". Assoziationen zu diesem Traumbild waren, dass die rothaarige Frau, die wie Pippi Langstrumpf aussieht und Kindern vorliest, dann ja bestimmt Pippi Langstrumpf Bücher vorlesen würde. Als mögliche Trigger aus dem Wachleben benennt die Patientin, dass sie eigentlich immer fremde Leute ansprechen würde, wenn sie unterwegs ist und sie es daher wohl auch in dem Traum so gemacht hat. Als weiteren möglichen Trigger fiel ihr eine Bemerkung ihres Ehemannes ein, der vor kurzem zu ihr gesagt habe, dass sie Kleider sammeln würde, dass das ihre Leidenschaft sei.

Das siebte Traumbild war nochmals ein Gang der Patientin zur Toilette des Eisenbahnwagens, die keine Wände hatte, wobei sie diesmal fast ganz nackt zurückkam. Sie hatte lediglich noch ihren Slip an. Sie beschreibt, dass sie sich wundert, dass sie im Traum nicht wütend wurde, dass ihr fast sämtliche Kleidung genommen wurde. Auf die Nachfrage, ob sie sich nicht geschämt habe oder ihr die Situation im Traum sehr peinlich gewesen sei, da sie ja fast vollständig nackt war, meinte sie, sich an keine Gefühle in dieser Situation erinnern zu können. Sie könne sich auch nicht erinnern, dass sie im Traum die Kleidung ausgezogen habe oder wie die Kleidung verschwunden sei. Ansonsten hatte sie die gleichen Assoziationen wie zum vierten Traumbild und ebenfalls konnte sie keine Trigger aus dem Wachleben benennen.

Im achten Traumbild ist der Hund wieder zur Patientin zurückgekommen, der Zug ist in Köln angekommen und sie ist ausgestiegen aber ohne ihren Hund, den sie nun vermisst hat und war plötzlich splitternackt. Auf dem Bahnsteig sagte sie, dass sie dringend zum Roten Kreuz müsse, um sich Kleidung zu kaufen. In der weiteren Beschreibung dieses Bildes meinte die Patientin, dass sie annahm, die beiden anderen Fahrgäste hätten ihre Kleidung geraubt und auch eine ihrer Taschen. Ihr Gefühl während dieses Traumbildes beschrieb sie als Wut. Sie fühlte sich von den beiden anderen Fahrgästen betrogen. Schamgefühle, weil sie splitternackt gewesen sei, hätte sie aber nicht gehabt. Als Assoziationen zu diesem Traumbild benennt sie, dass sie sich ja gern und viel Kleidung kauft und Kleidung zu kaufen für sie etwas Schönes ist, aber sonst halt nicht unter solch merkwürdigen und bedrohlichen Umständen. Als Trigger aus dem Wachzustand kann sie keine bestimmten benennen, außer, dass sie natürlich immer die Sorge habe, dass ihrem Hund etwas zustoßen könnte und sie ihren Hund verlieren könnte.

Das neunte Traumbild beschreibt, wie die Patientin dann auf der anderen Seite des Zuges aussteigt und dort sofort nahe an einem großen Fluss ist, auf dem große Betonplatten treiben, die mit einem Eisenbügel an einer Seite verbunden sind. In der weiteren Beschreibung dieses Bildes berichtet die Patientin, dass der Mann auf dem Bahnsteig, der ihr gesagt habe, sie müsse nochmals zurück in den Zug und auf der anderen Seite aussteigen, ein Zugbegleiter gewesen sei. Sie meint, dass er sie vielleicht vor den Blicken anderer Fahrgäste schützen wollte, weil sie ja nackt war, weshalb er sie auf der anderen Seite aussteigen ließ. Auf dem Bahnsteig an der dem Fluss zugewandten Seite seien keine Menschen mehr gewesen und der Bahnsteig sei sehr schmal gewesen und es war etwas eng zwischen Bahnsteig und Fluss. Die Gefühle während dieses Traumbildes kann sie nicht genau beschreiben, es sei Verunsicherung und Angst dabei gewesen, alles sehr befremdlich, aber auch Erleichterung, dass der Zugbegleiter ihr geholfen hat. Während der Exploration dieses Traumbilden meinte Sie, dass sie so ein Gefühl habe, als ob die Handlungen im Traum ein Test waren, um zu prüfen, wie sie reagiert und ob sie sich in dieser Situation zu helfen weiß. Und dass der Zugbegleiter dieses ganze Spiel durchschaut hätte oder aber auch, dass es ein Trio war, das versucht hat, Kleidung zu stehlen und der Zugbegleiter zu den beiden gehört hat. Als Assoziation zu diesem Traumbild fällt ihr sofort eine Radtour ein, die sie vor vielen Jahren einmal mit ihrem Mann den Rhein entlang gemacht hatte. Der strömende Fluss und dass sie, als sie im Traum auf diesem schmalen Bahnsteig stand, hätten sie stark an diese Radtour erinnert. Bei dieser hatte der Radweg meist auch sehr nahe am Rhein entlang geführt. Irgendwelche Trigger aus dem Wachleben für dieses Traumbild konnte sie wiederum nicht benennen.

Das zehnte und letzte Traumbild beschreibt die Szene, in der sie ihren Hund auf einer dieser Betonplatten an sich vorbeitreiben sieht und auf der nächsten Betonplatte die beiden Mitreisenden aus dem Zug. Sie ist auf diese Platte gesprungen und ihr Hund ist dann zu ihr auf ihre Betonplatte gesprungen, wobei er dann ein weißes Tüllkleidchen anhatte. Die genauere Beschreibung dieser Szene ergab, dass die Betonplatten eine geschätzte Größe von etwa 2 auf 3 m hatten. Und es seien ausdrücklich Betonplatten gewesen, kein Holz oder Styropor, was auf Wasser schwimmt. Das habe sie an ihren nackten Fußsohlen gespürt, da sei sie sich sicher. Und sie ist vom Ufer aus auf die Betonplatte gesprungen. Ihr Gefühl während dieses Traumbildes war, dass sie erleichtert war, als sie Paulchen auf einer dieser Betonplatten sah und sie sofort den Impuls verspürt hat, dass sie ganz schnell zu ihm müsse, bevor es zu spät ist und er an ihr vorbeigetrieben sei und sie ihn nicht mehr erreichen könne. Der Abstand zwischen den Betonplatten betrug etwa 30 cm und daher hatte sie keine Sorge, dass Paulchen ins Wasser fallen könnte, wenn er von seiner Platte auf ihre Platte springt. Als ihr Hund dann bei ihr war, war sie erleichtert und überglücklich, dass er wieder da ist und unversehrt, auch wenn er dieses Tüllkleidchen anhatte, das sie schrecklich fand, obwohl der rote Saum ihm stand. Assoziationen zu diesem Traumbild waren die Sorge um ihren Hund und dass sie wiedervereinigt wären. Als mögliche Trigger aus dem Wachleben benennt sie, dass sie vor kurzem bei einem anderen Hund ein solches Tüllkleidchen gesehen habe, das sie aber schrecklich fand. Zum Schluss meinte sie noch, dass sie ihr letztes Hemd dafür hergeben würde, dass es Paulchen gut geht. Was im Traum genauso auch war; sie war nackt, aber ihr Hund war gerettet und es ging ihm gut. Und zum Schluss bekam sie ja auch ihre Kleidung wieder.

Einsichtsphase

Zu Beginn der Einsichtsphase erfolgte eine kurze Zusammenfassung der Explorationsphase durch den Therapeuten. Nach dieser Zusammenfassung wurde die Patientin gefragt, was sie glaube, was der Traum bedeuten könne, welche Botschaft er möglicherweise enthält. Dabei wurde darauf hingewiesen, dass es vermutlich mehrere Bedeutungen eines Traums gibt und es wichtig ist, welche tiefere Sicht ihrer Person oder ihrer Lebensumstände eine Bedeutung befördern kann.

Der Patientin fiel es gar nicht leicht, eine übergeordnete Bedeutung ihres Traums zu erkennen. Sie blieb sehr der Inhaltsebene des Traums verhaftet und meinte, der Traum könnte bedeuten, dass ihr viel an Kleidung liegt und dass sie aber immer wieder doch an neue Kleidung komme, so wie es letztlich im Traum auch geschehen sei. Oder auch wenn eine Not komme, dass sie dann trotzdem versorgt sei und es am Ende gut ausgehen würde. Auch meinte sie, dass der Traum bedeuten könnte, dass ihr Hund ihr sehr wichtig sei und sie sich keine Sorgen um ihn machen müsse, weil er, nachdem er abhandengekommen war, wieder zu ihr kam und dafür sogar übers Wasser gesprungen ist, vor dem er sich eigentlich fürchtet. Das würde imgrunde dasselbe Thema betreffen wie mit der abhanden gekommenen Kleidung: Am Ende würde alles wieder gut, es wäre alles wieder da und sie bräuchte sich nicht zu sorgen.

Sie wurde dann vom Therapeuten befragt, ob sie auch noch andere Themen in dem Traum erkennen könnte, was sie verneinte. Der Therapeut schlug dann vor, dass ja auch das Thema des „Zurückkommens" öfters in dem Traum angesprochen würde. Beispielsweise sei sie auf der Rückfahrt von einem Besuch bei ihrer Mutter, der Mann mit dem Tirolerhut sei vermutlich auch auf der Rückfahrt von einer Wanderung und sie sei immer wieder an ihren Platz zurückgekehrt. Und auch Paulchen sei irgendwann wieder in das Vierer-Abteil zurückgekehrt, nachdem er es zuvor verlassen hatte. In dem Traum sei ja häufig vom Zurückkehren die Rede gewesen und ob die Patienten darin ein wichtiges Thema für sich erkennen könnte.

Das schien ein wichtiger und nützlicher Hinweis für die Patientin gewesen zu sein, denn sie berichtete sofort, dass das Heimkommen für sie sehr bedeutsam sei. Sie freue sich sehr auf zu Hause und genieße es, nach Hause zu kommen. Ihr Zuhause sei ihr Rückzugsort, den sie brauche, um Stress auszugleichen, den sie zuvor hatte. Stress erlebe sie beispielsweise während der Besuche bei ihrer Mutter, wo sie in begrenzter Zeit sehr viel erledigen müsse. Ein Rückzugsort sei für sie ganz wichtig, sie ist gern zu Hause, am liebsten würde sie sich auch gern von der Welt zurückziehen, die sie manchmal nicht mehr ertragen könne, weil viele Menschen schlecht seien und man ihnen nicht mehr trauen könne. Sie hätte auch keine große Lust mehr, abends wegzugehen, sie genieße es sehr, abends zu Hause zu sein, in ihrem geschützten Heim und die Welt um sich herum zurücklassend. Die Patientin wurde dann darauf hingewiesen, dass im Traum ja auch Elemente waren, wo dieses Schützende fehlte, beispielsweise bei der Toilette im Zug, die keine Wände mehr hatte und sie quasi nicht vor der Welt abgeschirmt und beschützt hat. Die Patientin fand diese Parallele interessant, vor allem aber fand sie es bemerkenswert, dass sie das im Traum gar nicht sehr gestört hat, dass sie sogar ganz gut damit zurechtgekommen sei, als die schützenden Wände fehlten. „Rückzugsort" entwickelte sich als Schlüsselbegriff für diesen Traum und ein „Rückzug" war es ja auch buchstäblich, in dem sie sich im Traum befand, ein Zug zurück zu ihrem Zuhause, aber auch ein Rückzug von den anderen Fahrgästen (sie wollte ja mit ihrem Hund allein im Wagen sein). Sie erkannte, wie sie sich auch in ihrem Leben in den letzten Jahren immer mehr zurückgezogen hatte in die Welt ihres Hauses, wo sie ihren Rückzugsort vor der als bedrohlich erlebten Welt gefunden hat.

Bemerkenswert war auch, wie im Traum in ihre heile und geschützte Welt eingedrungen wird. Zuerst von der Frau in den bunten Kleidern und roten Haaren, die ihr förmlich auf das Dach gestiegen ist, dann von dem Wandersmann mit Tirolerhut. Die Frau assoziierte sie mit Pippi Langstrumpf, einem Mädchen, dass sich die Welt so macht, wie es ihr gefällt und die sich nicht durch die Welt ihr Leben machen lässt, wie es der Welt gefällt. Und sie assoziierte die Frau mit einer Freundin, die ihr „auf den Geist" geht, weil sie einerseits zwar ein herzensguter Mensch sei, andererseits sie aber auch oft mit Besuchen und Treffen bedränge, was ihr alles zu viel sei. Irgendwie empfinde sie diese Freundin schon etwas penetrant und zudringlich und in ihren geschützten Ort eindringend.

Eine letzte Assoziation dieser Frau bestand noch zu der Schlagersängerin Katja Ebstein. Für die Darstellung hier sei daher noch ein Aspekt erwähnt, der nicht in der Therapie zur Sprache kam, weil er dem Therapeuten damals nicht bekannt war. Ein bekanntes Lied von Katja Ebstein heißt „Wunder gibt es immer wieder" und der Text lautet: „Viele Menschen fragen/was ist Schuld daran? Warum kommt das Glück/nicht zu mir?/Fangen mit dem Leben/viel zu wenig an/dabei steht das Glück/schon vor der Tür./Wunder gibt es immer wieder/heute oder morgen/können sie geschehen/Wunder gibt es immer wieder/wenn sie dir begegnen/musst du sie auch sehen." Bezogen auf das von der Patientin genannte Thema des geschützten Rückzugsortes stellt auch dieses Lied das Konzept der Patientin in Frage, indem es eben sagt, dass viele Menschen mit dem Leben zu wenig anfangen würden, das Glück schon vor der Tür (des Rückzugsortes?) stehe und nur darauf warte, von der zurückgezogenen Person gesehen zu werden. Somit stellt Katja Ebstein mit ihrem Lied auch einen Angriff auf den Rückzugsort der Patientin dar oder stellt ihn zumindest in Frage. Es ist ziemlich sicher, dass die Heranziehung dieses Liedtextes die Einsichtsgewinnung überstrapaziert und von der Patientin ja auch nicht als Assoziation genannt worden ist. Dennoch sei es hier als ein Beispiel für eine hilfreiche Illustration des in der Arbeit mit dem Traum herausgearbeiteten Motivs genannt. Letztlich ist für den Nutzen der Traumarbeit wichtig, dass ein persönlich relevantes Thema durch den Traum identifiziert werden kann und dann kann ein solches „weit hergeholtes" Beispiel anschaulich helfen, auch wenn es nicht der eigentlichen Arbeit mit dem Traum entsprungen ist.

Der in ihren Rückzugsort eingedrungene Wandersmann mit Tirolerhut, der sie an ihren verstorbenen Vater und an Bergwanderungen mit ihm und ihrem Ehemann erinnert, stellt möglicherweise insofern ein Infragestellen ihres Rückzugs dar, als dieser Mann eine aktive und glückliche Zeit in ihrem Leben symbolisiert. Als sie sich noch nicht in ihr Zuhause zurückgezogen hatte, sondern noch viele soziale Kontakte gepflegt hatte und aktiv war.

Zusammengefasst konnte in der Einsichtsphase nach anfänglichen, eher oberflächlichen Interpretationen des Traums die Interpretation erarbeitet werden, dass der Traum von ihrem Bedürfnis nach einem Rückzugsort handelt, aber auch von dem Eindringen und Infragestellen dieses Rückzuges. Diese Einsicht war für die Patientin stimmig und sie beschreibt ihren momentanen und ambivalenten Lebenszustand ganz gut. Sie war überrascht, dieses Motiv aus dem Traum herausgearbeitet zu haben, weil sie eher dachte, das Grundmotiv des Traums sei die Angst um ihren Hund oder ihre Freude am Kauf von Kleidung. Gut war aber auch, dass das Motiv dieser Einsicht bereits auf potenzielle Intervention oder Handlungspläne verweist, wie etwa eine andere Form der Stressreduktion als durch sozialen Rückzug zu finden oder die Erweiterung sozialer Aktivitäten anzugehen.

Reformulierung

Im Anschluss an die Einsichtsphase wurde die Patientin gebeten, den Traum umzuformulieren, ihm ein prägnantes Motto zu geben. Sie sagte spontan „Ende gut, alles gut", weil sie am Ende des Traums ihren Hund wieder hatte und auch ihre Kleidung wieder bekam. Alternativ noch „Bei jedem noch so Schlechtem kommt am Ende etwas Positives heraus" was ebenfalls ein Lebensmotto von ihr war. Befragt, ob sie nicht eher aus dem Resultat der Einsichtsphase ihrem Traum ein Motto geben würde, verneinte sie dies und meinte, das sei auch ein wichtiger Aspekt, aber ihr Motto sei noch allgemeiner, würde auch das umfassen, dass sie sich nach einem Rückzugsort sehne, um von der Welt um sie herum abzuschalten. Das wäre ein Beispiel dafür, dass am Ende alles gut würde und dass etwas Schlechtes, wie ein sozialer Rückzug, auch für etwas gut sei, auch wenn sie das jetzt noch nicht erkennen könne. Insofern wurde es bei dieser Reformulierung belassen.

Handlungsphase

In der Handlungsphase wurden die in der Einsichtsphase erkennbaren behavioralen Defizite der Patientin aufgegriffen und es wurde thematisiert, dass ein Rückzugsort, um Stress abzubauen, ja nicht nötig wäre, wenn sie über andere Möglichkeiten zur Stressreduktion verfügen würde. Insofern wurden bei der Patientin, die sich wegen einer affektiven Störung in Behandlung befand, explizit auf Möglichkeiten zur Stressreduktion in der Therapie eingegangen, was vor der Arbeit mit dem Traum nicht in Erwägung gezogen wurde, da es als nicht so dringlich erachtet wurde. Obwohl die Patientin zwar davon berichtete, dass die Besuche bei ihrer Mutter sie belasten würden und sie sich auch in ihrer Teilzeitarbeit überfordert fühlte, wurde das vor allem unter dem Aspekt der depressiven Störung gesehen. Die Arbeit mit dem Traum hat den Umgang mit stressreichen Situationen als wichtiges eigenständiges Thema in der Therapie etabliert.

Das Sehnen nach einem Rückzugsort, in dem sie sich von der als böse und bedrohlich erachteten Welt zurückziehen konnte, entspricht einer typisch depressiven Sichtweise und durch die Arbeit an dem Traum konnte dieses Thema des sozialen Rückzugs und auch der als feindselig erlebten Welt konkret thematisiert werden. Hilfreich war hier das im Traum erlebte Eindringen in ihren Rückzugsort, da hiermit an den Beispielen aus dem Traum aufgezeigt werden konnte, dass ein Sich-Öffnen in seinem Rückzugsort zwar zunächst möglicherweise mit Unbehagen erlebt wird, dann aber positive Aspekte überwiegen können, wie bei der „Pippi Langstrumpf" im Traum und dem Mann mit Tirolerhut, die symbolisch für spontanes Verhalten und geliebte Aktivitäten stehen, das die Patientin seit Jahren nicht mehr ausgeführt hat. Somit konnte durch die Arbeit mit dem Traum die Zunahme sozialer Aktivitäten und ein Abbau ihres sozialen Rückzugs unterstützt werden. Diese therapeutischen Maßnahmen hätten auch ohne die Arbeit mit dem Traum stattgefunden. Durch diese sind sie aber anschaulich geworden und vor allem hat sich die Motivation der Patientin für diese Maßnahmen erhöht, weil sie sich im Grunde auch wieder mehr für soziale Kontakte öffnen wollte, aber nicht genau wusste, wie sie das machen soll. Sie war auch der Überzeugung, dass sie diesen Traum gehabt hat, dass er ihr diesen Rat gibt. Hier führte die Arbeit mit dem Traum also dazu, dass sowieso geplante therapeutische Interventionen als von der Patientin initiiert erachtet wurden, was die Therapiemotivation und im weiteren Therapieverlauf die Compliance deutlich erhöhte.

Im Traum der Patientin kam auch das Thema des Verlustes deutlich zum Vorschein. Deshalb wurde in der Handlungsphase dieser Bereich als ein mögliches weiteres Thema in der Therapie benannt und die Patientin wünschte sich auch im weiteren Therapieverlauf eine spezifischere Hilfe für den Umgang mit Verlusten, mit dessen Antizipation sie sich einerseits bei ihrer Mutter und andererseits bei ihrem Hund gedanklich immer wieder beschäftigte.

Schließlich enthielt der Traum auch noch eine wesentliche Ressource der Patientin, die dem Therapeuten vorher nicht bewusst war. Es handelt sich hierbei um die Überzeugung der Patientin, dass am Ende alles gut werden würde, dass auch schlimme Ereignisse letzten Endes etwas Positives hätten. Diese salutogenetisch sehr hilfreiche Einstellung wurde in der Handlungsphase gewürdigt und es wurden Pläne entwickelt, wie die Patientin die Richtigkeit dieser Einstellung überprüfen und sich bestätigen konnte. Dazu sollten etwa biografische Ansätze und Aspekte aus der Positiven Psychologie genutzt werden. Es war für die Patientin auch sehr hilfreich, dass sie gesehen hat, dass diese Grundhaltung von ihr, die ihr viel Zuversicht auch in schweren Zeiten ihres Lebens gab, sich auch in ihrem Traum gezeigt hat und dass sie therapeutisch als eine wichtige Ressource von ihr dargestellt wurde. Mit dieser wichtigen Erkenntnis endete die Arbeit am Traum der Patientin.

Bewertung

Das hier beschriebene Beispiel behandelt einen relativ bizarren Traum. Erschwerend kam hinzu, dass es so gut wie keine Trigger aus dem Wachleben gab, auf die der Traum hätte bezogen werden können. Zudem fiel es der Patientin ziemlich schwer, zu den einzelnen Traumbildern zu assoziieren. Ihre Assoziationen blieben meistens eng bei den geträumten Inhalten haften. Es fiel ihr also eher schwer, Traumbilder metaphorisch zu sehen, z.B. den Verlust von Kleidung als Entblößung vor anderen oder der Welt oder als Verlust der Identität. Das machte es in der Explorationsphase schwer, Bezüge des Traums zum Denken und Empfinden der Patientin herzustellen, die über das Vordergründige (z.B. ich liebe Kleidung) hinausgingen. Dennoch gelang es recht gut, in der Einsichtsphase aus dem Traum auf einige zentrale psychische Momente der Patientin zu schließen, die von der Patientin dankbar aufgegriffen wurden. Somit zeigt das Beispiel, dass auch bei anfangs möglicherweise etwas weniger einsichtsvollen Patienten eine „passende" Interpretation eines Traums, auch wenn diese vom Therapeuten vorgeschlagen wird, von den Patienten anerkannt wird und mit dieser Interpretation dann produktiv weiter gearbeitet werden kann.

Es war anfangs überraschend und fast enttäuschend, dass die Patientin in der Reformulierung des Traums nicht ein Motto wählte, das die zuvor gewonnenen Einsichten (Rückzugsort, Schutz vor feindseliger Umwelt) wiedergab, sondern bei der eher allgemeinen Formulierung „Ende gut, alles gut" blieb. Wie sich dann aber weiter zeigte, entsprach dies einer sehr hilfreichen Einstellung der Patientin und damit einer wichtigen Ressource von ihr, auf die im weiteren Therapieverlauf zurückgegriffen werden konnte.

Die Arbeit an dem Traum hat insofern nicht zu neuen diagnostischen Erkenntnissen geführt, aber sie hat einzelne Problembereiche als wichtig erscheinen lassen, die sonst möglicherweise zu wenig Beachtung gefunden hätten. Sie hat aber vor allem dazu beigetragen, die Therapiemitarbeit der Patientin deutlich zu verbessern, weil sie erkannt hat, dass sie sich selbst einige wichtige Handlungsimplikationen in ihrem Traum gegeben hat. Und wichtig war auch, dass sie eine Bestätigung ihrer positiven und gesundheitsförderlichen Lebenseinstellung durch ihren Traum erhalten hat.

Literatur

American Psychiatric Association/Falkai, P. et al. (2015). *Diagnostisches und Statistisches Manual Psychischer Störungen DSM-5*. Göttingen: Hogrefe.

Augedal, A.W., Hansen, K.S., Kronhaug, C.R., Harvey, A.G. & Pallesen, S. (2013). Randomized controlled trials of psychological and pharmacological treatments for nightmares: A meta-analysis. *Sleep Medicine Reviews, 17,* 143–152. https://doi.org/10.1016/j.smrv.2012.06.001

Barrett, D. (1991). Flying dreams and lucidity. *Dreaming, 1,* 129–134. https://doi.org/10.1037/h0094325

Barrett, D. (2007). An evolutionary theory of dreams and problem-solving. In D.L. Barrett & P. McNamara (Eds.), *The New Science of Dreaming, Vol. III: Cultural and Theoretical Perspectives on Dreaming* (pp. 133–153). New York: Praeger/Greenwood.

Beck, A.T. (1967). *Depression: Clinical, experimental, and theoretical aspects.* New York: Hoeber.

Beck, A.T. (1971). Cognitive patterns in dreams and daydreams. In J.H. Masserman (Ed.), *Dream dynamics: Science and psychoanalysis* (pp. 2–7). New York: Grune & Stratton.

Brink, S.G., Allan, J.A.B. & Boldt, W. (1995). Symbolic representation of psychological states in the dreams of women with eating disorders. *Canadian Journal of Counseling, 294,* 332–344.

Caroppo, E., Dimaggio, G.G., Popolo, R., Salvatore, G. & Ruggeri, G. (1997). Recurrent oneiric themes: A clinical research on dream evaluation during psychotherapy. *New Trends in Experimental Clinical Psychiatry, 8,* 275–278.

Cartwright, R. (1991). Dreams that work: The relation of dream incorporation to adaptation to stressful events. *Dreaming, 1,* 3–10. https://doi.org/10.1037/h0094312

Cartwright, R.D., Tipton, L.W. & Wicklund, J. (1980). Focusing on dreams: A preparation program for psychotherapy. *Archives of General Psychiatry, 37,* 275–277. https://doi.org/10.1001/archpsyc.1980.01780160045004

Cogar, M.C. & Hill, C.E. (1992). Examining the effects of brief individual dream interpretation. *Dreaming, 2,* 239–248. https://doi.org/10.1037/h0094364

Crook-Lyon, R.E. & Hill, C.E. (2004). Client reactions to working with dreams in psychotherapy. *Dreaming, 14,* 207–219. https://doi.org/10.1037/1053-0797.14.4.207

Davis, T.L. (2003). Incorporating spirituality into dream work. In C.E. Hill (Ed.), *Dream work in therapy: Facilitating exploration, insight, and action* (pp. 149–168). Washington, DC: American Psychological Association.

Davis, T.L. & Hill, C.E. (2005). Including spirituality in the Hill model of dream interpretation. *Journal of Counseling & Development, 83,* 492–503. https://doi.org/10.1002/j.1556-6678.2005.tb00371.x

de Koninck, J.M. & Koulack, D. (1975). Dream content and adaptation to a stressful situation. *Journal of Abnormal Psychology, 84,* 250–260. https://doi.org/10.1037/h0076648

Derr, D.B. & Zimpfer, D.G. (1996). Dreams in group therapy: A review of models. *International Journal of Group Psychotherapy, 46,* 501–515. https://doi.org/10.1080/00207284.1996.11491507

Diemer, R., Lobell, L., Vivino, B. & Hill, C.E. (1996). A comparison of dream interpretation, event interpretation, and unstructured sessions in brief psychotherapy. *Journal of Counseling Psychology, 43,* 99–112. https://doi.org/10.1037/0022-0167.43.1.99

Dimaggio, G.G., Popolo, R., Serio, A.V. & Ruggeri, G. (1997). Dream emotional experience changes and psychotherapeutic process: An experimental contribution. *New Trends in Experimental and Clinical Psychiatry, 13,* 271–273.

Domhoff, G.W. (1996). *Finding meaning in dreams: A quantitative approach.* New York: Plenum. https://doi.org/10.1007/978-1-4899-0298-6

Domhoff, G.W. & Schneider, A. (2008). Similarities and differences in dream content at the cross-cultural, gender, and individual levels. *Consciousness and Cognition, 17,* 1257–1265. https://doi.org/10.1016/j.concog.2008.08.005

Edwards, C.L., Malinowski, J.E., McGee, S.L., Bennett, P.D., Ruby, P.M. & Blagrove, M.T. (2015). Comparing personal insight gains due to consideration of a recent dream and consideration of a recent event using the Ullman and Schredl, dream group methods. *Frontiers in Psychology, 6,* 831, 1–10. https://doi.org/10.3389/fpsyg.2015.00831

Ehebrecht, L. (2018). *Nutzen von Träumen in der Kognitiven Verhaltenstherapie - Exploration und Einsicht durch Traumarbeit nach Clara E. Hill.* Unveröffentlichte Masterarbeit, Heinrich-Heine-Universität Düsseldorf.

Erlacher, D. (2010). *Anleitung zum Klarträumen.* Norderstedt: Books on Demand.

Erlacher, D. & Schredl, M. (2010). Practicing a motor task in a lucid dream enhances subsequent performance: A pilot study. *The Sport Psychologist, 24,* 157–167. https://doi.org/10.1123/tsp.24.2.157

Eudell-Simmons, E.M. & Hilsenroth, M.J. (2005). A review of empirical research supporting four conceptual uses of dreams in psychotherapy. *Clinical Psychology and Psychotherapy, 12,* 255–269. https://doi.org/10.1002/cpp.445

Falk, D.R. & Hill, C.E. (1995). The effectiveness of dream interpretation groups for women undergoing a divorce transition. *Dreaming, 5,* 29–42. https://doi.org/10.1037/h0094421

Franklin, M.S. & Zyphur, M.J. (2005). The role of dreams in the evolution of the human mind. *Evolutionary Psychology, 3,* 59–78. https://doi.org/10.1177/147470490500300106

Freeman, A. & White, B. (2002). Dreams and the dream image: Using dreams in cognitive therapy. *Journal of Cognitive Psychotherapy, 16,* 39–53. https://doi.org/10.1891/jcop.16.1.39.63706

Freud, S. (1991). *Die Traumdeutung.* Frankfurt: Fischer. (Erstmals erschienen 1900)

Garfield, P. (1991). *The healing power of dreams.* New York: Simon & Schuster.

Gieselmann, A., Ait Aoudia, M., Carr, M., Germain, A., Gorzka, R., Holzinger, B. et al. (2019). Aetiology and treatment of nightmare disorder: State of the art and future perspectives. *Journal of Sleep Research,* e12820. https://doi.org/10.1111/jsr.12820

Glucksman, M.L. (1988). The use of successive dreams to facilitate and document change during treatment. *Journal of the American Academy of Psychoanalysis, 16,* 47–70. https://doi.org/10.1521/jaap.1.1988.16.1.47

Grawe, K. (1996). Klärung und Bewältigung. Über das Verhältnis der beiden wichtigsten Veränderungsprinzipien. In H. Reinecker & D. Schmelzer (Hrsg.), *Verhaltenstherapie, Selbstregulation, Selbstmanagement* (S. 49–74). Göttingen: Hogrefe.

Gupta, S. & Hill, C.E. (2014). The outcome of dream sessions: The influence of dream recency, emotional intensity, and salience. *Dreaming, 24,* 89–103. https://doi.org/10.1037/a0036391

Hansen, K., Höfling, V., Kröner-Borowik, T., Stangier, U. & Steil, R. (2013). Efficacy of psychological interventions aiming to reduce chronic nightmares: A meta-analysis. *Clinical Psychology Review, 33,* 146–155. https://doi.org/10.1016/j.cpr.2012.10.012

Hartmann, E. (1996). Outline for a theory on the nature and functions of dreaming. *Dreaming, 6,* 147–170. https://doi.org/10.1037/h0094452

Hartmann, A., Leonhart, R., Hermann, S., Joos, A., Stiles, W.B. & Zeeck, A. (2013). Die Evaluation von Therapiesitzungen durch Patienten und Therapeuten: Faktorstruktur und Interpretation des SEQ.-D. *Diagnostica, 59,* 45–59. https://doi.org/10.1026/0012-1924/a000078

Heaton, K.J., Hill, C.E., Hess, S.A., Leotta, C. & Hoffman, M.A. (1998). Assimilation in therapy involving interpretation of recurrent and nonrecurrent dreams. *Psychotherapy, 35,* 147–162. https://doi.org/10.1037/h0087784

Heaton, K.J., Hill, C.E., Petersen, D.A., Rochlen, A.B. & Zack, J.S. (1998). A comparison of therapist-facilitated and self-guided dream interpretation sessions. *Journal of Counseling Psychology, 45,* 115–122. https://doi.org/10.1037/0022-0167.45.1.115

Hill, C.E. (1996). *Working with dreams in psychotherapy.* New York: Guilford Press.

Hill, C.E. (2003). *Dream work in therapy: Facilitating exploration, insight, and action.* Washington, DC: American Psychological Association.

Hill, C.E., Crook-Lyon, R.E., Hess, S.A., Goates-Jones, M., Roffman, M., Stahl, J., Sim, W. & Johnson, M. (2006). Prediction of session process and outcome in the Hill dream model: Contributions of client characteristics and the process of the three stages. *Dreaming, 16,* 159–185. https://doi.org/10.1037/1053-0797.16.3.159

Hill, C.E., Diemer, R.A. & Heaton, K.J. (1997). Dream interpretation sessions: Who volunteers, who benefits, and what volunteer clients view as most and least helpful. *Journal of Counseling Psychology, 44,* 53–62. https://doi.org/10.1037/0022-0167.44.1.53

Hill, C.E., Diemer, R., Hess, S., Hillyer, A. & Seeman, R. (1993). Are the effects of dream interpretation on session quality, insight and emotions due to the dream itself, to projection, or to the interpretation process? *Dreaming, 3,* 269–280. https://doi.org/10.1037/h0094385

Hill, C.E. & Goates, M.K. (2004). Research on the Hill cognitive-experiential dream model. In C.E. Hill (Ed.), *Working with dreams in therapy: Facilitating exploration, insight, and action* (pp. 245–288). Washington, DC: American Psychological Association. https://doi.org/10.1037/10624-014

Hill, C.E. & Kellems, I.S. (2002). Development and use of the helping skills measure to assess client perception of the effects of training and of helping skills in sessions. *Journal of Counseling Psychology, 49,* 264–272. https://doi.org/10.1037/0022-0167.49.2.264

Hill, C.E., Kelley, F.A., Davis, T.L., Crook, R.E., Maldonado, L.E., Turkson, M.A., Wonnell, T.L., Suthakaran, V., Zack, J.S., Rochlen, A.B., Kolchakian, M.R. & Codrington, J.N. (2001). Predictors of outcome of dream interpretation sessions: Volunteer client characteristics, dream characteristics, and type of interpretation. *Dreaming, 11,* 53–72.

Hill, C.E. & Knox, S., (2010). The use of dreams in modern psychotherapy. *International Review of Neurobiology, 92,* 291–317. https://doi.org/10.1016/S0074-7742(10)92013-8

Hill, C.E., Nakayama, E.Y. & Wonnell, T.L. (1998). The effects of description, association, of combined description/association in exploring dream images. *Dreaming, 8,* 1–13. https://doi.org/10.1023/B:DREM.0000005910.62383.0b

Hill, C.E. & Rochlen, A.B. (2004). The Hill cognitive-experiential model of dream interpretation. In R.I. Rosner, W.J. Lyddon & A. Freeman (Eds.), *Cognitive Therapy and Dreams* (pp. 161–178). New York: Springer.

Hill, C.E., Rochlen, A.B., Zack, J.S., McCready, T. & Dematatis, A. (2003). Working with dreams: A comparison of computer-assisted, therapist empathy, and therapist empathy + input conditions. *Journal of Counseling Psychology, 50,* 211–220. https://doi.org/10.1037/0022-0167.50.2.211

Hill, C.E., Zack, J.S., Wonnell, T.L., Hoffman, M.A., Rochlen, A.B., Goldberg, J.L., et al. (2000). Structured brief therapy with a focus on dreams or loss for clients with troubling dreams and recent loss. *Journal of Counseling Psychology, 47,* 90–101. https://doi.org/10.1037/0022-0167.47.1.90

Hobson, J. A. & McCarley, R. W. (1977). The brain as a dream state generator: an activation-synthesis hypothesis of the dream process. *The American Journal of Psychiatry, 134,* 1335–1348. https://doi.org/10.1176/ajp.134.12.1335

Holzinger, B. (2013). *Albträume.* München: Nymphenburger.

Horvath, A. O. & Greenberg, L. S. (1989). Development and validation of the Working Alliance Inventory. *Journal of Counseling Psychology, 36,* 223–233. https://doi.org/10.1037/0022-0167.36.2.223

Jung, C. G. (1979). Allgemeine Gesichtspunkte zur Psychologie des Traums. In *Gesammelte Werke – Band 8: Die Dynamik des Unbewussten* (S. 268–308). Olten: Walter.

Knox, S., Hill, C. E., Hess, S. & Crook-Lyon, R. (2008). The attainment of insight in the Hill dream model: replication and extension. *Psychotherapy Research, 18,* 200–215. https://doi.org/10.1080/10503300701432242

Kolchakian, M. R. & Hill, C. E. (2002). Dream interpretation with heterosexual dating couples. *Dreaming, 12,* 1–16. https://doi.org/10.1023/A:1013884804836

Kolden, G. C. (1991). The generic model of psychotherapy: An empirical investigation of patterns of process and outcome relationships. *Psychotherapy Research, 1,* 62–73. https://doi.org/10.1080/10503309112331334071

Kramer, M. (2011). The selective mood-regulatory theory of dreaming: an adaptive, assimilative, and experimentally based theory of dreaming. In B. N. Mallick, S. R. Pandi-Perumal, R. W. McCarley & A. R. Morrison (Eds.), *Rapid Eye Movement Sleep: Regulation and Function* (pp. 450–459). Cambridge: Cambridge University Press. https://doi.org/10.1017/CBO9780511921179.046

LaBerge, S. P. (1987). *Hellwach im Traum.* Paderborn: Junfermann.

Landmann, N., Kuhn, M., Maier, J.-G., Spiegelhalder, K., Baglioni, C., Frase, L. et al. (2015). REM sleep and memory reorganization: Potential relevance for psychiatry and psychotherapy. *Neurobiology of Learning and Memory, 122,* 28–40. https://doi.org/10.1016/j.nlm.2015.01.004

Lopata, M. (2018). *Traumarbeit in der Kognitiven Verhaltenstherapie nach der Methode von Arthur Freeman.* Unveröffentlichte Masterarbeit, Heinrich-Heine-Universität Düsseldorf.

Margraf, J. (2018). Hintergründe und Entwicklung. In J. Margraf & S. Schneider (Hrsg.): *Lehrbuch der Verhaltenstherapie, Band 1* (S. 3–35). Berlin, Heidelberg: Springer.

Mathes, J., Renvert, M., Eichhorn, C., von Martial, S., Gieselmann, A. & Pietrowsky, R. (2018). Offender-nightmares – two pilot studies. *Dreaming, 28,* 140–149. https://doi.org/10.1037/drm0000084

Montangero, J. (2009). Using dreams in cognitive behavioral psychotherapy: Theory, method, and examples. *Dreaming, 19,* 239–254. https://doi.org/10.1037/a0017613

Odenthal, M. (2019). *Das kognitiv-erlebnisorientierte Traummodell nach Clara E. Hill in der Verhaltenstherapie.* Unveröffentlichte Masterarbeit, Heinrich-Heine-Universität Düsseldorf.

Orlinsky, D. E. & Howard, K. I. (1975). *Varieties of psychotherapeutic experience.* New York: Teachers' College Press.

Özeren, M. (2020). *Traumforschung in der Verhaltenstherapie: Vom Traum zur Handlung in einem 1-Monats-Follow-up.* Unveröffentlichte Masterarbeit, Heinrich-Heine-Universität Düsseldorf.

Perlis, M. L. & Nielsen, T. A. (1993). Mood regulation, dreaming and nightmares: Evaluation of a desensitization function of REM sleep. *Dreaming, 3,* 243–257. https://doi.org/10.1037/h0094383

Perls, F. S., Hefferline, R. F. & Goodman, P. (1979). *Gestalt-Therapie. Lebensfreude und Persönlichkeitsentfaltung.* Stuttgart: Klett-Cotta.

Pesant, N. & Zadra, A. (2004). Working with dreams in therapy: What do we know and what should we do? *Clinical Psychology Review, 24,* 489–512. https://doi.org/10.1016/j.cpr.2004.05.002

Pietrowsky, R. (2011). *Alpträume*. Göttingen: Hogrefe.
Pietrowsky, R. (2016). Träume bei Angsterkrankungen. In H. Schulz, P. Geisler & A. Rodenbeck (Hrsg.), *Kompendium Schlafmedizin,* 26. Ergänzungslieferung, XVIII-4.3.2, 1–4.
Plihal, W. & Born, J. (1997). Effects of early and late nocturnal sleep on declarative and procedural memory. *Journal of Cognitive Neuroscience, 9,* 534–547. https://doi.org/10.1162/jocn.1997.9.4.534
Revonsuo, A. (2000). The reinterpretation of dreams: An evolutionary hypothesis of the function of dreaming. *Behavioral and Brain Science, 23,* 877–901. https://doi.org/10.1017/S0140525X00004015
Rimsh, A. & Pietrowsky, R. (2020). Dreams in anxiety disorders and anxiety. *International Journal of Dream Research, 13* (1), 1–16.
Rochlen, A.B., Ligiero, D.P., Hill, C.E. & Heaton, K.J. (1999). Effects of training in dream recall and dream interpretation skills on dream recall, attitudes, and dream interpretation outcome. *Journal of Counseling, Psychology, 46,* 27–34. https://doi.org/10.1037/0022-0167.46.1.27
Rogers, C.R. (1951). *Client centered therapy: Its current practice, implications, and theory*. Boston: Houghton Mifflin.
Schmid, P.F. (1992). „Die Traumkunst träumt, und alle Zeichen trügen." Der Traum als Encounter und Kunstwerk. In P. Frenzel, P.F. Schmid & M. Winkler (Hrsg.), *Handbuch der Personenzentrierten Psychotherapie* (S. 391–409). Köln: Edition Humanistische Psychologie.
Schredl, M. (2007). *Träume*. Berlin: Ullstein.
Schredl, M. (2011). Listening to the dreamer. *International Journal of Dream Research, 4* (Suppl. 1), 17.
Schredl, M. (2012). Traumarbeit in der kognitiven Verhaltenstherapie. *Verhaltenstherapie & Verhaltensmedizin, 33,* 221–233.
Schredl, M. & Erlacher, D. (2011). Frequency of lucid dreaming in a representative German sample. *Perceptual and Motor Skills, 112,* 104–108. https://doi.org/10.2466/09.PMS.112.1.104-108
Schredl, M. & Hofmann, F. (2003). Continuity between waking activities and dream activities. *Consciousness and Cognition, 12,* 298–308. https://doi.org/10.1016/S1053-8100(02)00072-7
Sowa, G. (2019). *Untersuchungen zur Wirksamkeit des deutschsprachigen Manuals des kognitiv-erlebnisbasierten Modells der Traumarbeit nach Clara E. Hill in einer klinischen Stichprobe*. Unveröffentlichte Masterarbeit, Heinrich-Heine-Universität Düsseldorf.
Spoormaker, V.I. (2008). A cognitive model of recurrent nightmares. *International Journal of Dream Research, 1,* 15–22.
Spoormaker, V.I., Schroter, M.S., Andrade, K.C., Dresler, M., Kiem, S.A., Goya-Maldonado, R. et al. (2012). Effects of rapid eye movement sleep deprivation on fear extinction recall and prediction error signaling. *Human Brain Mapping, 33,* 2362–2376. https://doi.org/10.1002/hbm.21369
Spoormaker, V.I. & van den Bout, J. (2006). Lucid dreaming treatment for nightmares: A pilot study. *Psychotherapy and Psychosomatics, 75,* 389–394. https://doi.org/10.1159/000095446
Steffens, A. (2018). *Vom Traum zur Handlung. Traumarbeit in der Kognitiven Verhaltenstherapie nach Clara E. Hill.* Unveröffentlichte Masterarbeit, Heinrich-Heine-Universität Düsseldorf.
Stepansky, R., Holzinger, B., Schmeiser-Rieder, A., Saletu, B., Kunze, M. & Zeitlhofer, J. (1998). Austrian dream behavior: Results of a representative population survey. *Dreaming, 8,* 23–30. https://doi.org/10.1023/B:DREM.0000005912.77493.d6
Stiles, W.B. (1980). Measurement of the impact of psychotherapy sessions. *Journal of Consulting and Clinical Psychology, 48,* 176–185. https://doi.org/10.1037/0022-006X.48.2.176
Stiles, W.B. (2002). Session evaluation questionnaire: Structure and use. *Journal of Clinical Psychology, 55,* 10–12.

Stiles, W.B. & Snow, J.S. (1984). Dimensions of psychotherapy session impact across sessions and across clients. *British Journal of Clinical Psychology, 23,* 59–63. https://doi.org/10.1111/j.2044-8260.1984.tb00627.x

Taylor, J. (1998). A new theory of ESP. *Journal of the Society for Psychological Research, 62,* 293–302.

Tholey, P. (1988). A model for lucidity training as a means of self-healing and psychological growth. In J. Gackenbach & S. LaBerge (Eds.), *Conscious mind – sleeping brain* (pp. 263–287). New York: Plenum.

Tholey, P. & Utecht, K. (1997). *Schöpferisch träumen – der Klartraum als Lebenshilfe.* Niedernhausen: Klotz.

Thünker, J. & Pietrowsky, R. (2011). *Alpträume – ein Therapiemanual.* Göttingen: Hogrefe.

Thünker, J. & Pietrowsky, R. (2012). Effectiveness of a manualized imagery rehearsal therapy for patients suffering from nightmare disorders with and without a comorbidity of depression or PTSD. *Behavior Research and Therapy, 50,* 558-564. https://doi.org/10.1016/j.brat.2012.05.006

Ullman, M. (1996). *Appreciating dreams: a group approach.* Thousand Oaks: Sage Publications.

Valli, K. & Revonsuo, A. (2009). The threat simulation theory in light of recent empirical evidence: a review. *The American Journal of Psychology, 122* (1), 17–38.

Van de Castle, R.L. (1994). *Our dreaming mind.* New York: Ballantine Books.

Wagner, U., Gais, S. & Born, J. (2001). Emotional memory formation is enhanced across sleep intervals with high amounts of rapid eye movement sleep. *Learning & Memory, 8,* 112–119. https://doi.org/10.1101/lm.36801

Walker, M.P. (2009). The role of sleep in cognition and emotion. *Annals of the New York Academy of Sciences, 1156,* 168–197. https://doi.org/10.1111/j.1749-6632.2009.04416.x

Weiss, L. (1986). *Dream analysis in psychotherapy.* New York: Pergamon Press.

Wonnell, T. & Hill, C.E. (2000). The effects of including the action stage in dream interpretation. *Journal of Counseling Psychology, 47,* 372–379. https://doi.org/10.1037/0022-0167.47.3.372

Wonnell, T. & Hill, C.E. (2005). Predictors of intention to act and implementation of action in dream sessions: Therapist skills, level of difficulty of action plan, and client involvement. *Dreaming, 15,* 129–141. https://doi.org/10.1037/1053-0797.15.2.129

Wright, C. (2018). *Traumarbeit in der kognitiven Verhaltenstherapie nach der BER-Methode nach Jacques Montangero.* Unveröffentlichte Masterarbeit, Heinrich-Heine-Universität Düsseldorf.

Wright, J. & Koulack, D. (1987). Dreams and contemporary stress: A disruption-avoidance-adaptation model. *Sleep, 10,* 172–179. https://doi.org/10.1093/sleep/10.2.172

Zack, J.S. & Hill, C.E. (1998). Predicting outcome of dream interpretation sessions by dream valence, dream arousal, attitudes toward dreams, and waking life stress. *Dreaming, 8,* 169–185. https://doi.org/10.1037/h0094487

Zadra, A.L. & Pihl, R.O. (1992). Efficacy of lucid dream induction for lucid and non-lucid dreamers. *Dreaming, 2,* 85–97. https://doi.org/10.1037/h0094350

Anhang

Übersicht – Elemente der Arbeit mit Träumen

Gegebenenfalls Aufzeichnung eines Traums mit Traumprotokoll

Explorationsphase

- Den Patienten bitten, den Traum in der ersten Person im Präsens zu erzählen.
- Den Patienten fragen, was er während oder nach dem Traum gefühlt hat.
- Die einzelnen großen Traumbilder nacheinander anhand der DRAW-Methode explorieren:
  - *D*escribe (Beschreiben des Traumbildes),
  - *R*eexperience Feelings (Wiedererleben der Gefühle),
  - *A*ssociate (Assoziationen),
  - *W*aking Life Triggers (Trigger im Wachzustand).
- Zusammenfassung des Explorationsprozesses (optional).

Einsichtsphase

- Der Patient soll erklären, was der Traum für ihn grundlegend bedeutet.
- Gemeinsam mit dem Patienten wird unter Verwendung einer oder mehrerer der folgenden fünf möglichen Interpretationsniveaus die Bedeutung des Traums (Einsicht) erarbeitet:
  - Bezug zum Wacherleben,
  - Teile des Selbst,
  - Erfahrungen in und über sich selbst,
  - Spirituelle Ansätze,
  - Beziehungsebene.
- Der Patient wird gebeten, die Bedeutung des Traums zusammenzufassen.

Reformulierung des Traums

- Der Traum wird erneut auf einer abstrakteren Ebene formuliert.
- Dem Traum wird ein Motto gegeben.
- Das Ergebnis wird in das Traumprotokoll eingetragen (optional).

Handlungsphase

- Der Patient wird gebeten, den Traum zu ändern.
- Es werden Implikationen für Veränderungen im Wachleben erarbeitet.
- Der Patient wird gebeten, den Handlungsplan zusammenzufassen.
- Es wird ein Ritual entwickelt, um den Traum zu würdigen (optional).
- Dem Patienten wird geholfen, herauszufinden, wie mit dem Traum weitergearbeitet werden kann (optional).
- Die Handlungspläne werden in das Traumprotokoll eingetragen (optional).

Kurzgefasster Leitfaden zur Arbeit mit Träumen **1/4**

Explorationsphase

Ziele

- Informationen über den Traum in Erfahrung bringen.
- Dem Patienten das Eintauchen in die Erfahrung des Traums erleichtern.
- Entwicklung und/oder Erhaltung der therapeutischen Beziehung.

Arbeitsschritte

- Einleitende Bemerkungen.
- Den Patienten fragen, was er während oder nach dem Traum gefühlt hat.
- Die einzelnen großen Traumbilder werden nacheinander mithilfe der *DRAW*-Methode exploriert:
  - *D*escribe (Beschreiben des Traumbildes): z. B. „Beschreiben Sie bitte das Traumbild so für mich, damit ich diesen Teil des Traums so deutlich sehen kann wie Sie."
  - *R*eexperience Feelings (Wiedererleben der Gefühle):
    a) Der Therapeut kann Gefühle spiegeln oder offene Fragen nutzen, die dem Patienten dabei helfen, sich auf das zu konzentrieren, was er gefühlt hat. Es ist außerdem möglich, den Patienten zu bitten, innerhalb seiner Gefühle zu verweilen und diese Erfahrung in seinem Körper zu spüren.
    b) Auslösen eines emotionalen Empfindens (optional).
    c) Gefühle reflektieren und intensivieren.
  - *A*ssociate (Assoziationen erfragen):
    a) „Was kommt Ihnen in den Sinn, wenn Sie über das Bild oder in Bezug stehende Erinnerungen nachdenken?"
    b) Der Patient soll sich vorstellen, dass der Therapeut vom Mars sei und keine Vorstellung vom Traumbild hat.
    c) Nach mehr Details fragen: z. B. „Erzählen Sie mir mehr über das, was passiert ist, als Sie als Kind am Strand waren." (Bedeutung der Assoziation erklären lassen)
  - *W*aking Life Triggers (Trigger aus dem Wachzustand): z. B. „Überlegen Sie, welche Ereignisse im Wachzustand mit diesem speziellen Traumbild in Verbindung stehen können." (und nicht, was den Traum als Ganzes getriggert haben könnte)

Therapeutische Techniken

- Häufig verwendete Techniken: offene Fragen, Reflexion von Gefühlen, geringfügige Ermutigungen, nonverbale Ermutigungen, Assoziationen anbieten (z. B. „Wenn es mein Traum wäre …").
- Selten verwendete Techniken: Interpretation, Konfrontation, direkte Anleitung, Information.

Therapeutisches Verhalten

- kollaborativ
- fördernd
- nicht intrusiv
- patientenzentriert

Kurzgefasster Leitfaden zur Arbeit mit Träumen **2/4**

Einsichtsphase

Ziele

- Nutzung der Informationen aus der Exploration, um ein Verständnis des Traums zu ermöglichen.
- Versuch, eine Bedeutung des Traums für den Patienten zu finden.
- Restrukturierung der Schemata des Patienten, um die neuen Informationen unterzubringen.
- Verwendung eigener Erfahrungen des Therapeuten, um das Bewusstsein des Patienten zu erweitern.
- Aufrechterhaltung der therapeutischen Beziehung.

Arbeitsschritte

- Einleitung der Einsichtsphase:
  - Frage nach der Bedeutung des Traums,
  - Umformulieren des Traums mittels Assoziationen (optional).
- Gemeinsam mit dem Patienten zu einem Verstehen des Traums unter Verwendung einer oder mehrerer der folgenden fünf möglichen Interpretationsniveaus gelangen:
  - Bezug zum Wachleben,
  - Teile des Selbst,
  - Erfahrungen in und über sich selbst,
  - Spirituelle Ansätze,
  - Beziehungsebene.
- Den Patienten die Bedeutung des Traums zusammenfassen lassen.

Therapeutische Techniken

- Häufig verwendete Techniken: Interpretation, offene Fragen, Reflexion der Gefühle, kleine Ermutigungen.
- Weniger häufig verwendete, aber bedeutsame Techniken: Konfrontation.
- Selten verwendete Techniken: Information, direkte Anleitung.

Therapeutisches Verhalten

- kooperativ
- fördernd

Kurzgefasster Leitfaden zur Arbeit mit Träumen 3/4

Reformulierung des Traums

Ziele

- Den Traum auf einer abstrakten Ebene formulieren.
- Erarbeitung eines neuen Verständnisses des Traums auf einer „höheren“ Ebene als auf der Ebene der Interpretation in der Einsichtsphase.
- Die Überleitung von der Einsicht in die Handlung soll erleichtert werden.
- Den Traum „auf den Punkt bringen“.
- Die therapeutische Beziehung vertiefen.

Arbeitsschritte

- Den Traum auf einer abstrakteren Ebene formulieren.
- Dem Traum ein Motto geben.
- Das Ergebnis in das Traumprotokoll eintragen (optional).

Therapeutische Techniken

- Häufig genutzte Techniken: offene Fragen, Konfrontationen, Ermutigungen, direkte Anleitung.
- Weniger häufig verwendete, aber bedeutsame Techniken: Interpretation.

Therapeutisches Verhalten

- kooperativ
- fördernd

Kurzgefasster Leitfaden zur Arbeit mit Träumen **4/4**

Handlungsphase

Ziele

- Ergebnisse der vorherigen Phasen dazu verwenden, um Veränderungen im Leben des Patienten anzustoßen.
- Handlungspläne nutzen, um Änderungen in den Schemata des Patienten zu konsolidieren.
- Die therapeutische Beziehung vertiefen und die Veränderungsmotivation steigern.

Arbeitsschritte

- Den Patienten bitten, den Traum zu ändern.
- Übertragung von Veränderungen im Traum auf Veränderungen im Wachleben.
- Den Patienten den Handlungsplan zusammenfassen lassen.
- Transfer in die Therapie.
- Ein Ritual entwickeln, um den Traum zu würdigen (optional).
- Dem Patienten helfen, herauszufinden, wie mit dem Traum weitergearbeitet werden kann (optional).
- Die Handlungspläne in das Traumprotokoll eintragen (optional).

Therapeutische Techniken

- Häufig genutzte Techniken: offene Fragen, geringfügige Ermutigungen, Reflexionen von Gefühlen, direkte Anleitung, Information.
- Selten genutzte Techniken: Interpretation.

Therapeutisches Verhalten

- kooperativ
- erleichternd

Postulate für die Arbeit mit Träumen in der KVT (nach Freeman & White, 2002)

Die hier aufgeführte verkürzte Fassung der Richtlinien für die Arbeit mit Träumen nach Freeman und White spiegelt das theoretische Verständnis für die Arbeit mit Träumen in der KVT wider:

1. Verzichten Sie auf die symbolische Deutung von Traumbildern und verstehen Sie den Traum thematisch.
2. Trauminhalte sind spezifisch für den Träumenden, sie verhalten sich idiosynkratisch zum Wachleben.
3. Am Sprachgebrauch kann der Affekt des Traums abgeleitet werden: Der *Sprachgebrauch* und die *Bilder* des Traums sind von hoher Bedeutung.
4. Es gibt Parallelen zum Wachzustand: Die affektive Reaktion im Traum ähnelt der affektiven Reaktion im Wachleben.
5. Entscheidend für die Wichtigkeit des Traums ist nicht die Länge, sondern der Inhalt und der Affekt des Traums.
6. Der Träumende ist selbst für den Trauminhalt verantwortlich, d. h., für das, was ihn so beschäftigt, dass er es mit in den Traum nimmt.
7. Träume spiegeln automatische Gedanken wider. Mit ihnen kann die kognitive Umstrukturierung gelernt werden.
8. Traumarbeit kann den Therapieprozess bei einer Stagnation wieder ankurbeln.
9. Kognitiv-emotionale Schemata eines Klienten können sich in seinen Träumen manifestieren.
10. Die Arbeit mit Träumen ist ein Baustein des Therapieprogramms und sollte darin angemessen integriert werden.
11. Der Patient sollte dazu ermutigt werden, sich einen Protokollbogen zur Aufzeichnung des Traummaterials anzulegen und damit zu arbeiten.
12. Die Patienten sollten dazu angeleitet werden, Bewältigungsstrategien für negative, maladaptive Traumbilder zu entwickeln und sie in funktionale und adaptive Bilder zu verwandeln.
13. Die Patienten sollten versuchen, aus dem Traum eine Schlussfolgerung, eine „Moral" zu ziehen.
14. Träume können auf *komplexere zugrunde liegende Erfahrungen und Phänomene* hindeuten.
15. Traumarbeit eignet sich als Standardhausaufgabe und kann selbstständig vom Klienten fortgeführt werden.

Session Evaluation Questionnaire (SEQ)[3]

Bitte kreuzen Sie die Zahl an, die am besten dem entspricht, wie Sie diese Stunde gefunden haben.

	Diese Stunde war	
schlecht	1 2 3 4 5 6 7	gut
schwierig	1 2 3 4 5 6 7	leicht
nützlich	1 2 3 4 5 6 7	wertlos
oberflächlich	1 2 3 4 5 6 7	tief
entspannt	1 2 3 4 5 6 7	angespannt
unangenehm	1 2 3 4 5 6 7	angenehm
voll	1 2 3 4 5 6 7	leer
schwach	1 2 3 4 5 6 7	stark
außergewöhnlich	1 2 3 4 5 6 7	gewöhnlich
holprig	1 2 3 4 5 6 7	flüssig
bequem	1 2 3 4 5 6 7	unbequem

3 © Stiles (1980, 2002); dt. Version: Hartmann et al. (2013); Abdruck erfolgt mit Genehmigung der Autoren.

Session Evaluation Scale (SES)[4]	
Geben Sie bitte an, wie stark die einzelnen Aussagen Ihre Erfahrungen in Ihrer letzten Therapiesitzung widerspiegeln. Umkreisen Sie bitte eine Zahl für jede Aussage in der vorliegenden Skala.	
Ich bin froh, dass ich an dieser Sitzung teilgenommen habe.	Starke Ablehnung … Starke Zustimmung 1 2 3 4 5
Ich war *nicht* mit dem zufrieden, was ich aus dieser Sitzung ziehen konnte.	Starke Ablehnung … Starke Zustimmung 1 2 3 4 5
Ich denke, diese Sitzung war hilfreich.	Starke Ablehnung … Starke Zustimmung 1 2 3 4 5
Ich denke *nicht*, dass diese Sitzung hilfreich war.	Starke Ablehnung … Starke Zustimmung 1 2 3 4 5
Bitte bewerten Sie die generelle Wirksamkeit dieser Sitzung.	Starke Ablehnung … Starke Zustimmung 1 2 3 4 5

4 © Hill & Kellems (2002); dt. Übersetzung: Christin Wright; Item 5 ergänzt durch Reinhard Pietrowsky; Abdruck erfolgt mit Genehmigung der Autoren und Übersetzer sowie der American Psychological Association.

Attitudes Toward Dreams – Revised (ATD-R)[5]	
Markieren Sie bitte die Antwort, die am ehesten zu Ihnen passt.	
1. Ich glaube, dass Träume eine der wichtigsten Arten sind, um mich selbst zu verstehen.	Ich stimme zu 5 – 4 – 3 – 2 – 1 Ich stimme nicht zu
2. Ich schenke meinen Träumen keine Beachtung.	Ich stimme zu 5 – 4 – 3 – 2 – 1 Ich stimme nicht zu
3. Träume haben eine Bedeutung.	Ich stimme zu 5 – 4 – 3 – 2 – 1 Ich stimme nicht zu
4. Träume sind zu konfus, um irgendwelche Bedeutungen für mich zu haben.	Ich stimme zu 5 – 4 – 3 – 2 – 1 Ich stimme nicht zu
5. Ich mag keine Spekulationen über die Bedeutung von Träumen.	Ich stimme zu 5 – 4 – 3 – 2 – 1 Ich stimme nicht zu
6. Ich schätze meine Träume.	Ich stimme zu 5 – 4 – 3 – 2 – 1 Ich stimme nicht zu
7. Das alltägliche Leben ist mir zu wichtig, als dass ich auf meine Träume achten würde.	Ich stimme zu 5 – 4 – 3 – 2 – 1 Ich stimme nicht zu
8. Wie oft haben Sie über die mögliche Bedeutung eines Ihrer Träume nachgedacht?	Nie 5 – 4 – 3 – 2 – 1 Häufig
9. Haben Sie irgendwelche Ansichten oder Theorien über die Bedeutung von Träumen?	Nie 5 – 4 – 3 – 2 – 1 Häufig

5 vgl. Hill, Kelley, Davis, Crook, Maldonado, Turkson et al. (2001); © Clara E. Hill; dt. Übersetzung: Christin Wright; Abdruck erfolgt mit Genehmigung der Autoren und Übersetzer.

Gains from Dream Interpretation (GDI)[6]	1/2
Wir sind daran interessiert, genau zu erfahren, was Sie mit der Teilnahme an den beiden Sitzungen für sich erreichen konnten. Denken Sie also auch an die erste Sitzung zurück. Bitte überlegen Sie bei jeder Frage sorgfältig und antworten Sie so ehrlich wie möglich. Kreisen Sie die Zahl ein, die Ihre Antwort am besten widerspiegelt.	
1. Ich konnte meinen Traum vollständig untersuchen.	Ich stimme zu 9 8 7 6 5 4 3 2 1 Ich stimme nicht zu
2. Ich habe während der Sitzung mehr darüber erfahren, was dieser Traum für mich persönlich bedeutet.	Ich stimme zu 9 8 7 6 5 4 3 2 1 Ich stimme nicht zu
3. Während der Sitzung konnte ich die Gefühle, die ich im Traum hatte, neu erleben.	Ich stimme zu 9 8 7 6 5 4 3 2 1 Ich stimme nicht zu
4. Durch die Sitzung habe ich ein stärkeres Gefühl dafür bekommen, dass ich meine Träume ändern kann, wenn sie angsteinflößend oder schlimm sind.	Ich stimme zu 9 8 7 6 5 4 3 2 1 Ich stimme nicht zu
5. Ich hatte Ideen während der Sitzung, wie ich einige Aspekte meiner Person oder meines Lebens ändern kann.	Ich stimme zu 9 8 7 6 5 4 3 2 1 Ich stimme nicht zu
6. Ich habe durch die Sitzung mehr darüber erfahren, wie vergangene Ereignisse mein gegenwärtiges Verhalten beeinflussen.	Ich stimme zu 9 8 7 6 5 4 3 2 1 Ich stimme nicht zu
7. Ich habe durch das Arbeiten mit dem Traum mehr über das Wachleben erfahren.	Ich stimme zu 9 8 7 6 5 4 3 2 1 Ich stimme nicht zu
8. Ich fühlte mich bei der Arbeit mit diesem Traum während der Sitzung stark beteiligt.	Ich stimme zu 9 8 7 6 5 4 3 2 1 Ich stimme nicht zu

6 © Heaton, Hill, Petersen, Rochlen & Zack (1998); dt. Übersetzung: Christin Wright; Abdruck erfolgt mit Genehmigung der Autoren und Übersetzer sowie der American Psychological Association.

Gains from Dream Interpretation (GDI)	**2/2**
9. Ich fühlte mich während der Sitzung so, als ob ich den Traum regelrecht wiedererlebe.	Ich stimme zu … Ich stimme nicht zu 9 8 7 6 5 4 3 2 1
10. Ich erlernte neue Denkweisen über mich selbst und meine Probleme.	Ich stimme zu … Ich stimme nicht zu 9 8 7 6 5 4 3 2 1
11. Ich werde Dinge in meinem Leben anwenden, die ich in dieser Trauminterpretation gelernt habe.	Ich stimme zu … Ich stimme nicht zu 9 8 7 6 5 4 3 2 1
12. Ich lernte Dinge, über die ich von alleine nie nachgedacht hätte.	Ich stimme zu … Ich stimme nicht zu 9 8 7 6 5 4 3 2 1
13. Ich konnte einige Verbindungen zwischen meinen Träumen und Sachen in meinem Wachleben herstellen, die ich davor nie betrachtet habe.	Ich stimme zu … Ich stimme nicht zu 9 8 7 6 5 4 3 2 1
14. Nach der Sitzung fühle ich mich bezogen auf mich selbst und meinen Traum ermutigt/sicherer.	Ich stimme zu … Ich stimme nicht zu 9 8 7 6 5 4 3 2 1

Client Action Plan (CAP)[7]

Bezogen auf die Interpretation Ihres Traums, welche Änderungen würden Sie gerne in Ihrem Leben machen, und was glauben Sie, wie Sie diese Änderungen umsetzen und erreichen können? Beschreiben Sie bitte konkret Ihre Handlungspläne. Welche Handlungspläne fallen Ihnen ein (z.B. beruflicher, persönlicher oder partnerschaftlicher Art)?

7 in Anlehnung an Wonnell & Hill (2000); © Clara E. Hill; dt. Übersetzung: Reinhard Pietrowsky; Abdruck erfolgt mit Genehmigung der Autoren und Übersetzer.

Protokoll zur Aufzeichnung von Träumen (in Anlehnung an Freeman & White, 2002)

Bitte tragen Sie in die erste Spalte des Blattes unmittelbar nach dem Aufwachen Ihren Traum möglichst detailreich ein. Vermerken Sie dann in der zweiten Spalte Ihre körperlichen und in der dritten Spalte Ihre emotionalen Reaktionen in Bezug auf den Traum. Schätzen Sie bitte zusätzlich Ihre emotionalen Reaktionen noch hinsichtlich ihrer Intensität auf einer Skala von 0 bis 100 ein. n der vierten Spalte wird dann später in der Therapiesitzung die mit Ihrer Therapeutin/Ihrem Therapeuten erarbeitete Traumrekonstruktion eingetragen. Die Traumrekonstruktion umfasst auch ein Umschreiben des ursprünglichen Traums, indem Teile des ursprünglichen Traums kreativ modifiziert und neu verschriftlicht werden. In der fünften Spalte wird die in der Therapie erarbeitete Neubewertung des Traums notiert und die damit einhergehenden emotionalen Reaktionen (wiederum eingeschätzt auf einer Skala von 0 bis 100) werden eingetragen. Die Neubewertung beinhaltet auch die Schlussfolgerungen und Erkenntnisse, die Sie aus Ihrer Traumerfahrung ziehen.

Traumbeschreibung	**Körperliche Reaktionen**	**Emotionale Reaktionen** (auf einer Skala von 0 bis 100)	**Traumrekonstruktion**	**Neubewertung des Traums** (Emotionale Reaktionen auf einer Skala von 0 bis 100)

Auswertungshinweise zu den Fragebögen

Auswertung SEQ

Die Auswertung erfolgt durch Summation und Mittelung der Werte für die Subskala Sitzungstiefe (Items: nützlich - wertlos; oberflächlich - tief; voll - leer; schwach - stark; außergewöhnlich - gewöhnlich) und die Subskala Sitzungsflüssigkeit (Items: schwierig - leicht; entspannt - angespannt; unangenehm - angenehm; holprig - flüssig; bequem - unbequem).

Die Werte der Items „nützlich - wertlos", „entspannt - angespannt", „voll - leer", „außergewöhnlich - gewöhnlich" und „bequem - unbequem" sind zu invertieren. Höhere Werte bedeuten eine bessere Qualitätsbewertung. Das Item „schlecht - gut" geht nicht in die Auswertung mit ein.

Auswertung SES

Für die Auswertung werden die ersten vier Items gemittelt. Das letzte Item bezieht sich auf die generelle Wirksamkeit der Sitzung und wird einzeln ausgewertet.

Auswertung: ATD-R

Zur Auswertung sind die Items 2, 4, 5, 7 und 8 zu invertieren und die Werte der Items dann aufzuaddieren und zu mitteln. Ein hoher Wert spricht für eine positive Einstellung zu Träumen.

Auswertung GDI

Zur Auswertung werden die Items der Subskala Explorations- und Einsichtsgewinne (Items: 1, 2, 6, 7, 8, 12 und 13), der Subskala Handlungsgewinne (Items: 4, 5, 10, 11 und 14) und der Subskala Erlebnisbasierte Gewinne (Items: 3 und 9) jeweils addiert und gemittelt.

Auswertung CAP

Die Handlungspläne, die der Patient notiert hat, werden anhand der folgenden vier Aussagen eingeschätzt:

	gering			mittelmäßig					hoch
Der Plan ist auf den Traum bezogen.	1	2	3	4	5	6	7	8	9
Der Plan ist klar und detailliert.	1	2	3	4	5	6	7	8	9
Der Plan ist hilfreich zur Zielerreichung.	1	2	3	4	5	6	7	8	9
Der Plan ist realistisch umsetzbar.	1	2	3	4	5	6	7	8	9

Übersicht über die Materialien auf der CD-ROM

- Übersicht – Elemente der Arbeit mit Träumen
- Kurzgefasster Leitfaden zur Arbeit mit Träumen
- Postulate für die Arbeit mit Träumen in der KVT
- Session Evaluation Questionnaire (SEQ)
- Session Evaluation Scale (SES)
- Attitudes Toward Dreams – Revised (ATD-R)
- Gains from Dream Interpretation (GDI)
- Client Action Plan (CAP)
- Protokoll zur Aufzeichnung von Träumen